U0251773

常见症状
诊疗手册

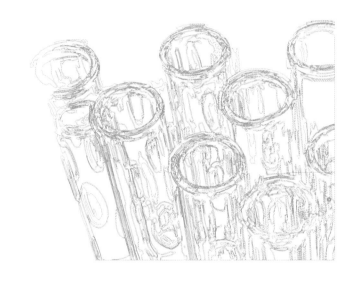

主编：

吉克春农　　窦青瑜　　杨淑娟

副主编：

高　昇　　高　博　　郝勤建　　周金秋

编委：

吉克春农　窦青瑜　　杨淑娟　　高　昇　　郝勤建
周金秋　　高　博　　王文志　　刘忠华　　刘美静
王　菊　　马泽伟　　周玲玉　　余　刚

Ⓝ 四川大学出版社

项目策划：许　奕
责任编辑：张　澄
责任校对：许　奕
封面设计：曹琰琪
责任印制：王　炜

图书在版编目（CIP）数据

常见症状诊疗手册 / 吉克春农，窦青瑜，杨淑娟主编 . — 成都：四川大学出版社，2020.9
　（实用医疗健康丛书）
　ISBN 978-7-5690-3405-9

　Ⅰ．①常… Ⅱ．①吉… ②窦… ③杨… Ⅲ．①症状—诊疗—手册 Ⅳ．① R441-62

中国版本图书馆 CIP 数据核字（2020）第 166549 号

书名　常见症状诊疗手册
CHANGJIAN ZHENGZHUANG ZHENLIAO SHOUCE

主　　编	吉克春农　窦青瑜　杨淑娟
出　　版	四川大学出版社
地　　址	成都市一环路南一段 24 号（610065）
发　　行	四川大学出版社
书　　号	ISBN 978-7-5690-3405-9
印前制作	四川胜翔数码印务设计有限公司
印　　刷	四川盛图彩色印刷有限公司
成品尺寸	148mm×210mm
印　　张	6
字　　数	160 千字
版　　次	2020 年 12 月第 1 版
印　　次	2020 年 12 月第 1 次印刷
定　　价	32.00 元

四川大学出版社
微信公众号

目　录

一、发热

【概述】

人的正常体温维持在相对恒定的范围内，一般为 36~37℃。在一天中，体温下午比早晨高，剧烈运动、劳动或进餐后也略高，波动范围一般不超过 1℃。当体温高于正常时称为发热。发热是一个常见的症状，可由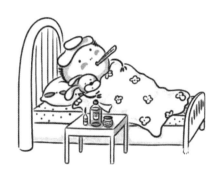生理、病理原因导致。病理情况可见于各种疾病（感染性疾病和非感染性疾病）。

1. 热度。

以口腔温度为例，发热程度可分为低热型（37.3~38℃）、中热型（38.1~39℃）、高热型（39.1~41℃）、超高热型（>41℃）。

2. 热型。

（1）稽留热：体温恒定维持在 39~40℃，发热持续数天，昼夜波动不超过 1℃，可见于伤寒、肺炎等。

（2）弛张热：体温常在 39℃以上，昼夜波动大于 2℃，见于

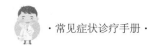

败血症、粟粒性肺结核、感染性心内膜炎、恶性疟疾等。

（3）间歇热：24 小时内体温骤升达到高热，持续数小时后骤降，可低于正常，如此反复，可见于急性化脓性感染，如内脏囊肿、急性肾盂肾炎、败血症、淋巴瘤、疟疾等。

（4）回归热：体温上升至 39℃ 或以上，持续数天后，骤降至正常，数日后再发高热，可见于回归热、霍奇金病、布鲁菌病等。

【诊断思路】

1. 生理性发热。

生理性发热一般为低热，身体多无不适，人们很少因此就诊。详细询问病史，仔细进行体格检查，一般不难识别。

2. 感染性发热。

感染是导致发热的最常见原因。感染性疾病是指细菌、病毒、支原体、真菌、寄生虫等致病微生物侵入人体，从而引起的炎症性疾病。除了发热，这类疾病大多有较为明确的"定位"症状，如呼吸系统感染常导致咳嗽、吐痰、气急、胸痛等症状；消化系统感染常导致腹泻、腹痛、呕吐等症状；泌尿系统感染常导致尿频、尿急、尿痛等症状。但小孩与老人往往仅表现为食欲缺乏、嗜睡等。如果感染已波及全身，"定位"症状亦多不明确，通常表现出高热、虚弱、嗜睡等症状。

3. 非感染性发热。

导致此类发热的因素可有外伤、大手术、中暑等，这类发热原因不难判断。但较为隐匿的是各种表现不一的结缔组织病，如红斑狼疮、皮肌炎、类风湿性关节炎等。各种恶性肿瘤均有可能导致发热，如恶性淋巴瘤患者常有周期性发热，少数肝癌患者亦可有或高或低的发热，被称为"癌热"，白血病、肺癌患者也常伴有发热，但多数是伴发感染所致。这类发热性疾病需要经过详细的检查方能确诊。

4. 其他原因引起的发热。

少数人在夏季即有低热、疲乏、无力等症状，多见于较瘦弱的女性，称为体质性低热。此外，还有一些患者在疾病治疗过程中因所用的药物导致发热，称为药物热，停药后发热即退。见表 1.1。

表 1.1　常见的发热病因及疾病

发热性质	病因	疾病
感染性发热	各种病原体（细菌、病毒、支原体、衣原体、螺旋体、立克次体和寄生虫等）	急性、慢性全身或局灶感染
非感染性发热	血液病	淋巴瘤、嗜血细胞综合征、白血病等
	变态反应及结缔组织病	风湿热、药物热、系统性红斑狼疮、多肌炎、结节性动脉瘤等
	恶性肿瘤	肾上腺癌、肝癌、肺癌等
	理化损伤	中暑、较大的手术、创伤及烧伤等
	神经源性发热	脑出血、脑干伤、自主神经功能紊乱等
	其他	甲状腺功能亢进、内脏血管梗死、组织坏死、痛风等

【诊断要点】

1. 病史。

（1）询问发热有无特殊的诱因、起病的时间、起病缓急、发热最高到多少度、发热持续的时间、发热是否有特定的规律、有无加重或缓解发热的因素等。

（2）询问病史时，应重视发热的伴随症状，以有利于缩小鉴别诊断的范围。如果有出疹，则提示患者可能有急性传染病，而出疹的形态及出疹与发热的时间间隔对鉴别诊断有重要意义；寒战提示病情较重（如败血症、大叶性肺炎、感染性心内膜炎、流行性脑脊髓膜炎、疟疾等）；胸痛、咳嗽提示患者可能有呼吸系统疾病（如支气管炎、肺炎、胸膜炎等）；腹痛提示患者可能有消化系统疾病（如急性胆囊炎、急性阑尾炎等）；肌肉关节痛提示患者可能有流感、风湿热等；昏迷、抽搐提示患者中枢神经系统可能受累，但也有例外的情况。

（3）询问之前的诊治经过。

（4）询问患者用药史、外科手术史、输血史、流行病学史。尤其要仔细询问流行病学史，如有无与相似症状患者的接触史，是否接触过疫水及进入疫区，有无被蜱虫咬伤，是否从事畜牧业（尤其是给动物接生）等。

常见发热的临床表现、可能诊断以及进一步检查见表 1.2。

表 1.2　常见发热的临床表现、可能诊断以及进一步检查

临床表现	可能诊断	进一步检查
发热伴咽痛、咳嗽、咳痰等呼吸道症状，伴肺部体征	上呼吸道感染、肺炎、肺结核	血常规、CRP、胸部X线片、血培养、痰培养、痰涂片等
发热伴腹痛、腹泻、恶心、呕吐，以及腹部压痛、反跳痛	急性肠胃炎、肠道感染、胆道感染、病毒性肝炎、胃肠型感冒	血常规、大便常规、肝功、腹部超声等
发热伴尿频、尿急、尿痛、血尿、蛋白尿	泌尿系统感染	血常规、尿常规、腹部超声等
发热伴头痛、呕吐、嗜睡、昏迷、惊厥	化脓性细菌感染及结核杆菌、病毒、真菌引起的中枢神经系统感染	血常规、CRP、腰椎穿刺等
发热伴全身或局部淋巴结肿大、触痛	结核病、传染性单核细胞增多症、白血病、淋巴瘤等	血常规、CRP、红细胞沉降率、超声、淋巴结活检等
发热伴肝脾大	败血症、伤寒、病毒性肝炎、疟疾、布鲁氏菌病	血常规、血培养、肝功、血涂片、布鲁氏菌凝集试验等

注：CRP 表示 C 反应蛋白。

2. 体格检查。

（1）生命体征：一般体温每升高 1℃，脉搏加快约 10 次/分钟，贫血患者的脉搏加快更加明显。伤寒患者可能出现脉搏变缓，发热伴窦房结损伤者可能出现心动过缓。严重感染者可能出现血压下降，可见于休克型肺炎、中毒性细菌性痢疾、流行性脑脊髓膜炎、败血症、流行性出血热等。

（2）神志：中枢神经系统感染者可能出现发热伴意识障碍，可见于流行性脑脊髓膜炎、结核性脑炎、中毒性细菌性痢疾、脑型疟疾等。先昏迷后发热者可见于脑外伤、脑血管意外、巴比妥类药物中毒等。

（3）颜面部：表情淡漠可见于伤寒；醉酒样面容可见于斑疹伤寒、流行性出血热；口部周围苍白可见于猩红热；眼睑水肿、结膜充血、分泌物增多常见于麻疹；面部蝶形红斑可见于系统性红斑狼疮；口唇周围有单纯疱疹者可见于大叶性肺炎、流行性脑脊髓膜炎、疟疾等。

（4）口腔：扁桃体炎可导致扁桃体红肿或者有脓性分泌物，疱疹性咽峡炎在咽部可导致疱疹、溃疡，麻疹早期可见科氏斑（在颊内黏膜上的白色斑点，直径为 0.5～1.0mm，外周有红晕），手足口病患儿的口腔黏膜可见丘疱疹。

（5）皮肤：皮肤干燥可见于热射病、干燥综合征等；皮肤多汗可见于结核病、风湿病、败血症、恶性淋巴瘤等；皮疹可见于多种传染性疾病、风湿热、药物热等；出血点可见于流行性脑脊髓膜炎、感染性心内膜炎、流行性出血热、重症肝炎、败血症、血液病、药疹等；发热伴皮肤黄染可见于重症肝炎、急性溶血、胆道感染、钩端螺旋体病等；皮肤与软组织的化脓性病灶可见于败血症。

（6）浅表淋巴结：要注意区分局部淋巴结肿大和全身淋巴结肿大。周期性发热伴淋巴结肿大可见于霍奇金病；不规则发热伴

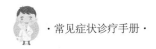

全身淋巴结肿大可见于传染性单核细胞增多症、结核病、急性粒细胞白血病、恶性组织细胞病、系统性红斑狼疮等；颌下淋巴结肿大常见于口腔和咽部感染；腹股沟淋巴结肿大可见于下肢及盆腔感染；发热伴耳后、枕骨下淋巴结肿大、疼痛等可见于风疹。

（7）心脏检查：对于原来有器质性心脏病的患者，心脏杂音发生明显改变时，应注意发生感染性心内膜炎的可能；发热伴有心包摩擦音或心包积液，常提示有心包炎；心脏扩大及出现新的杂音提示有风湿热或感染性心内膜炎。

（8）肺部检查：如果发现肺部有实变体征（肺泡腔内积聚浆液、纤维蛋白和细胞成分等，使肺泡含气量减少、肺质地致密化），或听到肺部干、湿啰音等，应考虑呼吸系统感染。单侧胸腔积液可见于结核性胸膜炎或肿瘤。

（9）腹部检查：如果发现胆囊区压痛、墨菲征阳性（检查者站在患者的右侧，将左手掌平放于患者右胸下部，以左手拇指压迫右侧腹直肌外缘与右肋弓的交界处腹壁，嘱患者做深呼吸，在吸气过程中发生炎症的胆囊下移时，触及用力按压的拇指，即可引起疼痛，如因剧烈疼痛而中止吸气，即为墨菲征阳性），需要考虑胆石症、胆系感染；发热伴有肝脾大，多见于造血器官疾病，也可见于急性或慢性传染病、结缔组织病、急性溶血等；季肋部（左、右上腹部）压痛、肾区叩痛，可见于泌尿系统感染。

（10）四肢及神经系统检查：腓肠肌剧烈疼痛，甚至不能站立或行走，可见于钩端螺旋体病，需检查有无深部脓肿；杵状指可见于肺癌、肺脓肿、支气管扩张症等；关节红肿、压痛可见于风湿热、系统性红斑狼疮或类风湿性关节炎；脑膜刺激征可见于中枢神经系统感染。

【处理原则】

发热患者宜卧床休息，室内应通风良好，汗湿的衣被应及时换洗，饮食宜清淡，多吃新鲜水果、蔬菜，多饮水，保持大小便通畅。应按医嘱服药。患者发热持续不退、出现新症状或情况不佳时应及时到医院检查、处理。

除高热使患者有严重不适或担心小儿高热引起抽搐外，一般不必使用退热药，以免掩盖病情，更不必在查明引起发热的原因前服用抗生素。除呕吐、腹泻导致脱水时需输液外，一般无需输液治疗。

遇到下列情况时，应该做紧急降温处理：体温超过 40℃，高热伴惊厥或谵妄，高热伴休克或心功能不全，高温中暑。

1. 物理降温。

（1）冰敷：可在前额、枕后或颈部、腋窝处放置冰袋，时间不宜超过 20 分钟，以免局部冻伤，也可用冷毛巾敷于前额、腋窝、腹股沟等大血管处，每 3~5 分钟更换 1 次。冰贴可贴于额头，或同时贴在左、右颈总动脉和左、右股动脉处，以加快降温速度。

（2）擦浴：可用 30℃ 左右的 35% 乙醇擦浴。在擦浴过程中应注意观察病情。如患者出现体温骤降、面色发白、寒战、口唇发绀等应立即停止擦浴，也可用稍低于患者体温的温水擦浴，擦浴部位为四肢、颈部、背部、腋窝等血管丰富处，停留时间应稍长，以帮助散热，全部擦浴时间为 20 分钟左右。在擦浴过程中要注意保暖，擦浴完毕要更换衣裤。

2. 联合药物降温。若体温持续高于 38.5℃，物理降温效果欠佳，可联合药物降温。

（1）对乙酰氨基酚：解热作用类似于阿司匹林，但镇痛作用较弱，对血小板凝血机制无影响。解热作用可持续 4~6 小时。成年人可用片剂，口服，1 次 0.3~0.6g，每日 0.6~1.8g。儿童可选用混悬液或混悬滴剂，每日数次。若持续发热或疼痛，可间隔 4~6h 重复用药 1 次，24h 不超过 4 次。

（2）布洛芬：具有解热、镇痛、消炎的作用，作用时间较长。成年人及 12 岁以上儿童可用缓释胶囊：每日 2 次（早、晚各 1 次），每次 0.3～0.6g（1～2 粒）。儿童可选用混悬液（美林）：口服，每 24 小时不超过 4 次，按体重每次 5～10mg/kg。

（3）复方氨基比林（安痛定）：每毫升含氨基比林 50mg、安替比林 20mg。每次 2mL，肌肉注射，每日最多 6mL。

（4）赖氨酸阿司匹林：肌肉注射或静脉注射，起效快。用 4mL 注射用水或 0.9％氯化钠注射液溶解后注射。成年人 1 次 0.9～1.8g，每日 2 次。儿童按体重每日 10～25mg/kg，分 2 次注射。

（5）吲哚美辛（消炎痛）栓：直肠给药，入肛门约 2cm 处，成年人 1 次 50mg，每日 1～2 次。解热效果强，但不良反应发生率高。肾功能不全、胃与十二指肠溃疡患者及孕妇禁用。

3. 对于超高热或高热伴惊厥、谵妄者，可用冬眠疗法（氯丙嗪 50mg、异丙嗪 50mg 加入 5％葡萄糖注射液或生理盐水静脉滴注）。若高热引起脑水肿，在积极治疗原发病的同时，可用 20％甘露醇 200mL 加地塞米松快速静脉滴注，有利于降低体温和缓解脑水肿。

【转诊指征】

根据医疗条件及患者的病情进行综合评估。经初步检查，对发热病因诊断不清需进一步检查的患者（怀疑为风湿、肿瘤、血液系统疾病导致的发热），或者经处理高热不退、伴有某种危重病症，（如昏迷、抽搐、剧痛、呼吸困难、发绀、重度心律失常、休克等）的患者，应予以转诊。

【临床思路】

1. 急性发热的原因。

（1）呼吸道感染（最常见）：上呼吸道感染、中耳炎、鼻窦炎、扁桃体炎、气管炎、支气管炎、肺炎等。

（2）常见传染病：麻疹、风疹、幼儿急疹、水痘、流行性腮腺炎、手足口病、传染性单核细胞增多症、细菌性痢疾、伤寒、猩红热、链球菌感染、破伤风、百日咳、白喉、乙型脑炎、流行性脑脊髓膜炎等。常引起短期发热，病程自限，可根据特征性皮疹形态及出疹时间进行初步诊断。

1）出疹时间：风疹、水痘一般于发热当日出疹，伤寒一般于发热1日后出疹，猩红热一般于发热第二日出疹，麻疹一般于发热第四日出疹，斑疹伤寒一般于发热五六日后出疹。

2）皮疹形态：麻疹一般表现为片状充血性斑丘疹，伴脱屑，疹间皮肤正常；猩红热皮疹为弥漫性、针尖大小的充血性红疹；水痘的典型表现为斑疹、丘疹、水疱疹、结痂疹同时存在；斑疹伤寒常见多形性红斑；伤寒患者常于胸、腹部可见玫瑰疹（鲜红色、直径2~3mm的圆形斑疹，压之褪色）。

（3）消化系统疾病：急性胃肠炎、轮状病毒肠炎、急性阑尾炎。

（4）泌尿系统疾病：急性尿路感染、急性肾盂肾炎、急性肾小球肾炎。

（5）神经系统疾病：脑膜炎。

（6）全身性疾病：败血症、脓毒血症、川崎病。

2. 长期发热的原因。

（1）感染性发热：由细菌、病毒、真菌、寄生虫及其他病原微生物感染引起，常见疾病有结核病、鼻窦炎、骨髓炎、牙龈脓肿、阑尾脓肿、肛周脓肿、感染性心内膜炎、心包炎、胆管炎、胆囊炎、肝脓肿、败血症、伤寒、副伤寒、布鲁菌病、EB病毒感染、巨细胞病毒感染、钩端螺旋体病、疟疾、血吸虫病、新型隐球菌病。

（2）非感染性发热：

1）结缔组织病，如风湿热、幼年型类风湿性关节炎、系统性红斑狼疮、皮肌炎、结节性多动脉炎、血清病等。

2）恶性肿瘤及肿瘤样疾病，如白血病、恶性淋巴瘤、恶性

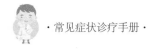

组织细胞病、朗格罕斯组织细胞增生症、神经母细胞瘤等。

3）少见病/罕见病：如药物热、暑热症、先天性外胚层发育不良、感染后低热、甲状腺功能亢进、尿崩症、免疫缺陷病、炎症性肠病等。

【治疗原则】

1. 严重的急性发热性疾病。

（1）若发热患儿为 6 个月至 6 岁，首先要询问家长是否有惊厥的病史或家族史，若有则立即给予解热药，指导家长给予物理降温；必要时可同时给予镇静药，防止发生惊厥。

（2）若发热患儿有明显的感染中毒症状、颈项强直、囟门隆起，则提示可能患有脑膜炎或脓毒症、败血症，需要紧急治疗并转诊。转诊前需要对可能的严重疾病进行一些必要的治疗，如给予抗生素控制严重感染，防治低血压，对症治疗等。

2. 一般发热性疾病。

（1）若患儿高热（腋温大于或等于 38.5℃），应给予解热药。对低热患儿，可指导家长护理和观察体温变化，首先给予物理降温。

（2）若发热持续不退，应在 2 天后复诊。

（3）若患儿发热的病因为呼吸道感染，经血常规检查考虑为病毒感染，则无须用抗生素治疗。

（4）若患儿发热的病因为咽炎、扁桃体炎、肺炎、鼻窦炎、耳部炎症，经血常规检查可能为细菌感染，应给予相应的抗感染治疗。经抗感染治疗 2 天后若体温持续不降，则提示有发生并发症的可能，应转诊进一步诊治。

二、头晕

【概述】

头晕是一种常见的脑部功能性障碍，也是临床常见的症状之一，表现为头昏、头胀、头重脚轻、脑内摇晃、眼花等的感觉。患者所述的头晕常常分为4种类型，即眩晕、晕厥或晕厥前、不典型头晕、步态不稳。对于一个主诉头晕的患者，首先要明确是哪一种类型，再

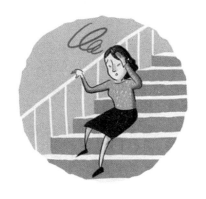

进一步明确每种类型的具体原因。头晕可由多种原因引起，最常见的原因是发热性疾病、高血压病、脑动脉硬化、颅脑外伤综合征、神经官能症等。此外，头晕还见于贫血、心律失常、心力衰竭、低血压、药物中毒、尿毒症、哮喘等。头晕可单独出现，但常与头痛并发。头晕伴有平衡觉障碍或空间觉定向障碍时，患者感到外周环境或自身旋转、移动或摇晃。偶尔头晕或体位改变引起的头晕不会有太大的问题，但长时间头晕可能是重病的先兆，应引起重视。

【常见原因】

1. 躯体因素。

（1）神经系统病变：如脑缺血、小脑病变、脑部病变、脑外伤、某些类型的癫痫等。此外，自主神经功能失调以及某些神经官能症的患者也会常常感到头晕。

（2）眼、鼻、口腔、耳部疾病：如屈光不正、复视、眼压异常（青光眼）、佩戴眼镜不适、视觉疲劳、龋齿、慢性鼻窦炎等。内耳疾病也会因影响到平衡而引起头晕。

（3）心血管疾病：如高血压、低血压、心肌梗死、心力衰竭、血管栓塞、动脉硬化等。

（4）呼吸系统疾病：如气胸、慢性阻塞性肺病等，有时感冒可能也会有头晕的症状。

（5）颈椎骨退化：长期坐姿或睡姿不良造成颈椎增生、变形、退化，颈部肌肉绷紧，动脉受阻使脑供血不足，从而导致头晕。常表现为颈部发紧、灵活度受限、偶有疼痛，头皮或手指发麻、发凉，肩痛，有沉重感，甚至伴有恶心、心慌等症状。

（6）内分泌系统疾病：甲状腺功能低下、糖尿病，以及胰岛素或降糖药等引起的低血糖等。

（7）贫血：如头晕伴有乏力、面色苍白的表现，应考虑贫血的可能性。消化不良、消化性溃疡、消化道出血以及慢性炎症性疾病的患者均可能继发贫血。

（8）药物中毒：以链霉素、新霉素、卡那霉素、庆大霉素等中毒多见。患者除头晕还有眩晕和耳蜗神经损害所致的感音性耳聋。慢性铅中毒多表现为神经衰弱综合征，以头晕、头痛、失眠、健忘、乏力、多梦为主要症状，有的还有体温降低、食欲减退等。

（9）其他：直立性低血压、尿毒症等。

2. 功能性因素：过度劳累、焦虑、抑郁、失眠、更年期综合征、癔症、过度换气和呼吸性碱中毒、低血糖、应激状态、情感障碍等。

【诊断思路】

1. 鉴别眩晕与头晕。

眩晕是一种旋转的感觉，常有耳鸣、听力下降等；而头晕则通常无旋转感，一般不伴听力减退，耳鸣也不多见。

2. 问诊。

仔细询问病史，包括各系统疾病史、用药史、烟酒嗜好、饮食习惯和生活应激事件等。头晕常有原发病，70%的头晕是由心因性原因所致，如情感障碍、应激事件等，也可能与躯体疾病并存。

3. 体格检查。

眩晕患者常见眼球震颤，而头晕患者一般无眼球震颤，但可能存在与原发病相应的体征，如高血压、体位性血压改变、心率缓慢、贫血等。遮蔽患者眼睛则头晕消失，常提示眼部病变。眼底检查可帮助发现动脉硬化及眼部病变。

4. 其他检查。

依据病史进行相应的实验室检查，如血常规、大便常规、肝肾功、血糖、血脂、心电图等，常可找到有价值的证据，必要时可考虑影像学检查甚至有创检查。

眩晕与非眩晕性头晕的鉴别见图 2.1。

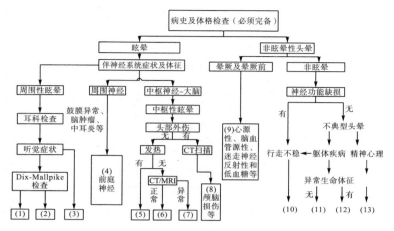

图 2.1　眩晕与非眩晕性头晕的鉴别

注：位置变化（正中悬头位）眼震诱发实验，是诊断良性阵发性位置性眩晕（BPPV）的一种方法。

（1）：前庭神经元炎、内听动脉闭塞导致的前庭支供血不足等。

（2）：良性阵发性位置性眩晕。

（3）：梅尼埃病、迷路炎、突发性聋伴眩晕、迷路瘘管等。

（4）：前庭神经本身的疾病，如炎症、肿瘤、缺血等。

（5）：中枢神经系统感染。

（6）：短暂性脑缺血发作、后循环低灌注、基底动脉型偏头痛、癫痫等。

（7）：脑肿瘤、脱髓鞘疾病、脑梗死等。

（8）：额骨骨折、颅内出血、颅内压增高等。

（9）：心源性晕厥、脑血管源性大脑低灌注、迷走神经反射性晕厥及血液成分异常导致的晕厥（如低血糖、一氧化碳中毒、贫血等）。

（10）：心脏疾病、甲状腺疾病、肺脏疾病（肺栓塞）等，药源性疾病或有毒物质等。

（11）：脱水、血容量低、休克、严重感染、心律失常、不稳定性高血压等。

（12）：抑郁、焦虑等。

（13）：由神经系统疾病导致的步态不稳，如深感觉障碍、前庭小脑疾病、锥体外系疾病、大脑疾病等，还有一部分为骨关节病导致的步态不稳。

【处理原则】

1. 病因治疗。

如果是由躯体疾病引起的头晕，应积极治疗原发疾病，如抗高血压治疗、调脂、降糖、纠正贫血等。

2. 一般处理。

头晕是身心疾病常见的症状。基层医生可指导患者自己进行应激管理，如放松训练、静坐等，还可为其实施心理干预，提供社会支持，帮助增加控制感，调整其应对的方式等。直立性低血压患者需避免突然改变体位，对嗜烟酒者需提供戒除的咨询和支持，浓茶、咖啡也是要考虑的因素。

3. 其他处理。

药物引起头晕者需停药或换药。对焦虑、抑郁等情感障碍者除提供心理和行为干预，可考虑给予抗焦虑药、抗抑郁药等，严重者应转至精神科诊治。

三、眩晕

【概述】

　　眩晕是因机体对空间定位障碍而产生的一种位置性错觉，表现为自身或环境的旋转、摆动感，其原因是迷路、前庭神经或脑干内中枢前庭结构的损伤或功能障碍引起前庭系统的不对称。临床上眩晕可分为真性眩晕和假性眩晕，存在对自身或外界环境空间位置的错觉为真性眩晕，而仅有一般的晕动感并且无对自身或外界环境空间位置错觉的称为假性眩晕。按照病变部位和临床表现，眩晕又分为周围性眩晕与中枢性眩晕。

【诊断思路】

　　1. 病史。

　　应详细询问患者眩晕发作的性质、持续时间、程度、加重和诱发因素、伴随症状以及既往的发作情况，同时还应了解患者既往疾病和用药的情况、有无类似发作史和诊断治疗的情况。通过病史应能初步鉴别眩晕与其他类型的头晕，并对病变部位及类型做出假设。通常将

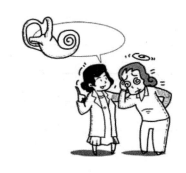

眩晕的病因分为周围性病变和中枢性病变。周围性眩晕与中枢性眩晕的鉴别见表 3.1。

表 3.1　周围性眩晕与中枢性眩晕的鉴别

鉴别要点	周围性眩晕	中枢性眩晕
病变部位	前庭感受器及前庭神经颅内段（未出内听道）	前庭神经颅内段、前庭神经核、核上纤维、内侧纵束、小脑、大脑皮质
常见疾病	迷路炎、中耳炎、前庭神经元炎、梅尼埃病、乳突炎、咽鼓管阻塞、外耳道耵聍等	椎－基底动脉供血不足、颈椎病、小脑肿瘤、脑干病变、听神经瘤、第四脑室肿瘤、颞叶肿瘤等
眩晕程度及持续时间	发作性、症状重、持续时间短	症状轻、持续时间长
眼球震颤	幅度小、多水平或水平加旋转、眼震快相向健侧或慢相向病灶侧	幅度大、形式多变、眼震方向不一致
平衡障碍	倾倒方向与眼震慢相一致、与头位有关	倾倒方向不定，与头位无关
前庭功能实验	无反应或反应减弱	反应正常
听觉损伤	伴耳鸣、听力减退	不明显
自主神经症状	恶心、呕吐、出汗、面色苍白等	少有或不明显
脑功能损害	无	脑神经损害、瘫痪和抽搐等

2. 体格检查。

体温高提示有感染的可能；血压高提示有小脑出血或占位性病变的可能；心律失常提示有心脏疾病的可能；面色、口唇苍白提示可能有贫血；锁骨上方有血管杂音，应注意有无锁骨下动脉窃血综合征的可能；患者短颈、后发际线低，应考虑是否有头颈部先天畸形。神经系统检查应重点检查以下几个方面：

（1）语言：注意患者讲话时的语速和吐字是否清晰。应与发病前做对比，若出现发音不清、爆破样言语，应考虑脑干或小脑病变。

（2）眼球震颤：提示前庭性眩晕的可能性大。眼震较小、持续时间较短者多考虑为周围性眩晕；眼震较大、合并其他神经系统阳性体征者多考虑为中枢性眩晕。

（3）听力：听力减退提示耳蜗神经可能受累。

（4）眼底：视盘水肿提示可能有颅内占位性病变或其他原因所致的颅内压增高。

（5）肌张力：肌张力降低可能为小脑病变所致。

（6）共济运动：若四肢运动基本正常，仅出现站立或行走时身体摇摆不定，不能走直线等，应考虑前庭性眩晕。当以四肢共济失调为主时，应考虑小脑病变。

【常见疾病】

1. 梅尼埃病。

梅尼埃病是由内耳的膜迷路积水导致眩晕、耳鸣等症状的疾病。病因不明，多见于中年人，可突发较为严重的眩晕，以致部分患者伴有恐惧感。多数患者可伴恶心、呕吐，眩晕持续时间不等，可反复发作，频度可为数年或数月1次。多数患者发作期可出现耳鸣、听力减退，间歇期好转。发作时可有耳部胀满感甚至头部发闷、胀满感。

查体可见眼球震颤，急性发作时可见自发眼震，多为水平性，间歇期消失。听力检查时纯音测听显示听力曲线以低频受损为主，呈感应神经性耳聋。前庭功能检查多提示前庭功能障碍。

2. 良性位置性眩晕。

良性位置性眩晕指某种特定头位诱发的短暂眩晕，中老年人多见。患者处于某种头位时突然出现眩晕，改变激发眩晕的头位后眩晕立即消失或减轻，可伴有恶心、呕吐、出汗等自主神经症状，但不伴耳聋、耳鸣。

体征：眼球震颤，几乎与眩晕同时出现，可为水平、旋转或垂直性，改变激发眩晕的头位后眼震立即消失或减轻。

3. 前庭神经元炎。

部分患者在眩晕发作前 2 周左右有上呼吸道病毒感染史，可单次发作也可多次发作。眩晕症状可突然发生，患者的运动幻觉（如视物旋转等）、失平衡感强烈，多伴有恶心、呕吐，症状可持续数日甚至数周，活动时加重，不伴有耳鸣、耳聋等听觉症状。查体可见水平和（或）旋转性眼球震颤。

【处理原则】

1. 一般处理。

安抚患者，使其保持镇静，嘱其卧床休息，减少头部体位的变动，避免声光刺激，控制水、盐的摄入。消除患者紧张、焦虑的情绪，根据情况使用镇静药物，可口服地西泮 2.5mg，使患者精神和肌肉得到放松，同时达到前庭兴奋抑制的目的。

2. 对症治疗。

症状轻者可口服甲磺酸倍他司汀片、苯海拉明等，严重者可肌肉注射异丙嗪 12.5～25.0mg，必要时可重复，并可静脉输入山莨菪碱（654-2）、前列腺素等改善微循环。其他常用药有地芬尼多（眩晕停），口服，1 次 25mg，每日 3 次，该药有阻断前庭终末的刺激和轻度的抗胆碱能作用，眩晕停止后应停药。茶苯海明（乘晕宁），口服，1 次 50mg，每日 3 次。该药的中枢抑制和抗胆碱能作用较强，有口干、嗜睡等不良反应。

对恶心、呕吐严重者可用甲氧氯普胺（胃复安），10mg，肌肉注射或静脉注射，每日 1 次。

3. 病因治疗。

（1）对于梅尼埃病：除进行一般处理，还可给予利尿药、微循环改善药、血管扩张药等，对与自身免疫或变态反应有关的梅

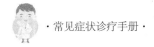
尼埃病可给予类固醇激素治疗。

（2）对于前庭神经元炎：用药同梅尼埃病，若发病与感染有关，可使用相应的抗感染药。

（3）对于良性位置性眩晕：应进行耳石症的复位治疗（由耳科医师实施）。

（4）脑血管疾病引发的眩晕：可应用改善脑循环、抗血小板聚集的药物。

（5）小脑出血：出血量＞10mL 的小脑出血应首选手术治疗。

【转诊指征】

1. 眩晕持续发作，经仔细评估仍无法得到明确诊断，且经适当药物治疗无效。

2. 临床怀疑或确定为短暂性缺血性（TIA）发作的眩晕症患者。

3. 临床怀疑或确定存在椎－基底动脉大血管严重狭窄或梗阻性病变的患者。

4. 临床怀疑或确定存在严重心律失常的患者。

5. 对一些因焦虑、抑郁等精神因素所致头晕者，在常规给予抗抑郁药物治疗无效时，应转至专科医生处进行进一步的治疗。

四、头痛

【概述】

　　头痛是临床常见的症状，通常将局限于头颅上半部，包括眉弓、耳轮上缘和枕外隆突连线以上部位的疼痛统称为头痛。头痛的病因繁多，神经痛、颅内感染、颅内占位性病变、脑血管疾病、颅外头面部疾病，以及全身性疾病如急性感染、中毒等均可导致头痛。

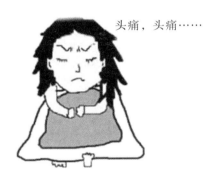

头痛，头痛……

【诊断思路】

　　在头痛的诊断过程中，应首先区分是原发性头痛还是继发性头痛。原发性头痛多为良性，继发性头痛则为器质性病变所致。任何原发性头痛的诊断均应建立在排除继发性头痛的基础上。原发性头痛包括偏头痛、紧张性头痛、丛集性头痛等。继发性头痛的病因包括脑肿瘤、脑外伤、慢性硬膜下血肿、脑血管疾病（蛛网膜下腔出血、脑梗死、脑血管畸形、颞动脉炎、颅内静脉血栓形成等）、颅内压改变（颅内高压、颅内低压）、颅内感染（脑

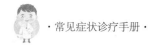

炎、脑膜炎、脑寄生虫病等）。

1. 病史。

头痛病因复杂，在患者的病史采集过程中应重点询问头痛的起病方式、发作频率、发作时间、持续时间、部位、性质、疼痛程度，以及有无前驱症状、有无明确的诱发因素、头痛加重和减轻的因素等。同时，为了更好地鉴别头痛的病因及性质，还应全面了解患者的年龄与性别、睡眠和职业状况、既往病史和伴随疾病、外伤史、服药史、中毒史和家族史等情况。

（1）起病形式与病程。

1）急性起病（数分钟、数小时内突发）：常见原因有蛛网膜下腔出血、脑出血、急性颅内感染、颅脑外伤、青光眼急性发作、部分偏头痛等。头痛型癫痫、高血压脑病、腰椎穿刺术后等也可出现头痛。

2）亚急性起病（头痛持续数日至数周）：常见原因有慢性颅内感染、亚急性硬膜下血肿、高血压、良性颅内压增高、癌性脑病、巨细胞颞动脉炎等。

3）慢性起病（头痛持续数周至数月）：持续性头痛可见于抑郁、焦虑、紧张性头痛、外伤后头痛、颈椎病、鼻窦炎等。

4）进展性头痛：见于颅内占位性病变（肿瘤、慢性血肿、脓肿、囊肿、肉芽肿等）、肺结核脑膜炎等。

5）反复发作的头痛：多见于偏头痛等原发性头痛、高血压、脑室系统内肿瘤或囊虫等。

（2）伴随症状。

1）伴剧烈恶心、呕吐可见于颅内占位性病变、颅内感染、蛛网膜下腔出血、脑出血和某些原发性头痛等。严重者呕吐可呈喷射状。

2）伴头晕或眩晕可见于颅后窝占位性病变、小脑出血等。

3）伴发热和（或）寒战可见于颅内感染（如流行性脑脊髓

膜炎）或全身性感染（如脓毒症）等。病毒性脑膜炎、化脓性脑膜炎多为高热，部分结核性脑膜炎、脑囊虫病可出现低热。

4）伴视觉症状可见于眼部疾病（如青光眼）、偏头痛先兆期、颅内压增高、某些颅内占位性病变以及脑血管疾病等。

5）伴抽搐多见于脑炎、儿童脑膜炎，多为癫痫全身性强直阵挛发作。

6）伴意识障碍可见于颅内感染，严重者可昏迷。

7）伴精神异常和认知障碍者表现为淡漠、人格障碍、记忆和定向障碍、谵妄、幻觉、行为异常等。

8）局灶症状，如偏瘫、感觉障碍、语言障碍等，与受累部位有关。

2. 体格检查。

（1）体温：体温升高提示颅内感染和（或）全身感染性疾病、中毒等，多高于 38℃。

（2）血压：血压升高提示高血压或颅内出血性疾病及占位性病变等。

（3）眼球：眼球突出伴球结膜水肿，提示海绵窦血栓形成、眼眶内肿瘤等。一侧（或双侧）球结膜充血、瞳孔散大、眼压增高，提示青光眼。

（4）皮肤：额部、耳周及外耳道疱疹伴耳痛、面瘫、局部淋巴结肿痛，提示带状疱疹。

（5）鼻旁窦：相应区域的压痛提示鼻旁窦炎。

（6）眼部：复视、眼球运动障碍多见于脑血管病、颅脑外伤、颅内肿瘤等，也可见于眼肌麻痹型偏头痛。视野缺损、视力下降多见于脑血管疾病、颅内占位性病变，后者可有视盘水肿。

（7）神经系统检查：脑膜刺激征阳性提示脑膜炎、脑炎、蛛网膜下腔出血、颅后窝病变等。

（8）脑炎：常出现不同程度的高级皮质功能受损，可见情感

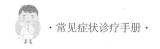

淡漠、言语不连贯、幻觉、谵妄、妄想等。

（9）脑部感染：可出现意识障碍，表现为昏睡或昏迷。部分患者压眶时可出现去皮质强直（双上肢屈曲、下肢伸直）或脑强直（四肢伸直、上肢旋前）、眼球固定、瞳孔散大、对光反射消失，部分患者可出现脑疝和中枢性呼吸衰竭。

3. 辅助检查。

（1）血常规、生化检查：了解有无感染、代谢紊乱、中毒等病变。不仅白细胞总数升高提示细菌、真菌感染，淋巴细胞比例升高应警惕结核菌感染，嗜酸性粒细胞增多可见于脑寄生虫病，白细胞总数降低提示病毒或伤寒杆菌感染，血红蛋白降低可能与贫血有关等。

（2）脑脊液检查：对颅内感染、蛛网膜下腔出血、颅内低压头痛的诊断有重要意义。一般应进行脑脊液压力、脑脊液常规、脑脊液生化、脑脊液细菌学检查，必要时应做自身免疫性脑炎抗体、病毒学和免疫球蛋白的测定。

（3）脑电图检查：对部分头痛性癫痫有诊断意义，也可用于功能性疾病和器质性疾病的鉴别。多数颅内疾病无特异性改变。

（4）颅骨 X 线片：颅骨骨折提示有颅脑外伤，颅骨骨质破坏多为肿瘤（原发或转移瘤）所致，颅内病理性钙化多见于松果体瘤和脑膜瘤。

（5）电子计算机断层扫描（CT）和磁共振成像（MRI）：用于各种颅内病变的诊断和鉴别。当考虑为蛛网膜下腔出血、脑血管意外、硬膜下血肿、硬膜外血肿时，应优先选择头部 CT 检查。MRI 对颅后窝病变、颅内肿瘤和颅内血管病变具有较高的诊断价值。

（6）数字减影脑血管造影（DSA）：主要用于怀疑有脑血管畸形、颅内动脉瘤、脑血管狭窄、血管炎者。

继发性头痛的诊断思路见图 4.1。

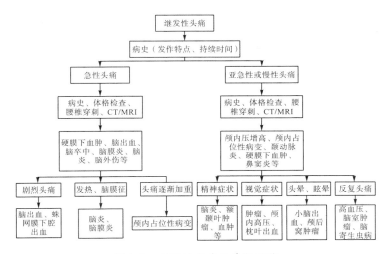

图 4.1　继发性头痛的诊断思路

【处理原则】

头痛的治疗包括药物治疗和非药物物理治疗两类。治疗原则包括对症治疗和病因治疗。对原发性头痛急性发作和病因不能立即纠正的继发性头痛可给予止痛药等对症治疗，以中止或减轻头痛症状，同时亦可针对头痛的伴随症状如眩晕、呕吐等予以适当的对症治疗。对于病因明确的继发性头痛应尽早去除病因，如颅内感染应抗感染治疗，颅内高压者宜脱水降颅内压，颅内肿瘤者需手术切除等。

1. 药物治疗。

（1）止痛药：非甾体抗炎药、中枢性止痛药和麻醉性止痛药。非甾体抗炎药具有疗效确切、无成瘾性等特点，是头痛患者最常使用的止痛药。这类药物包括阿司匹林、布洛芬、消炎痛、扑热息痛、保泰松、罗非昔布、塞来昔布等。以曲马多为代表的中枢性止痛药属于二类精神药品，为非麻醉性止痛药，止痛作用比非甾体抗炎药强，主要用于中、重度头痛和各种术后及癌性疼

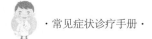

痛等；以吗啡、杜冷丁等阿片类药物为代表的麻醉性止痛药止痛作用最强，但具有成瘾性，这类药物常用于晚期癌症患者；除此之外，还有部分中药复方头痛止痛药，这类药物对于缓解和预防头痛有一定的帮助。

（2）曲普坦类药：主要用于治疗各种类型的偏头痛。舒马曲普坦，口服 100mg，或皮下注射 6mg，每日口服最大剂量不超过 300mg；佐米曲普坦，每次口服 2.5mg，若服药 2 小时后头痛仍未缓解，可重复用药 1 次。

（3）抗癫痫药：部分抗癫痫药已被用于治疗疼痛。美国FDA 批准用于治疗神经病理性疼痛的抗癫痫药有 3 种，即加巴喷丁、普瑞巴林和卡马西平。抗癫痫药常用于治疗三叉神经痛、带状疱疹后神经痛。

2. 非药物物理治疗包括磁疗法、局部冷（热）敷、吸氧等。对慢性头痛反复发作者应给予适当的治疗，以控制头痛频繁发作。

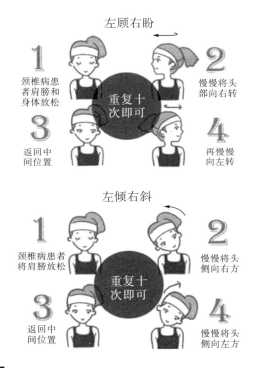

【转诊指征】

凡是原因不明的头痛，或已明确病因但因医院条件有限、处理有困难的，均应转至上级医院进一步检查。

脑出血可因途中颠簸造成病情恶化，应尽可能缩短转诊路途的时间，防止病情恶化。

对合并高热、精神症状、眩晕、脑膜刺激征及神经系统定位体征的患者，应由具有急救资质的医疗机构负责转运，并做好病历记录。

五、失眠

【概述】

失眠指各种原因引起的睡眠不足，可表现为入睡困难、睡眠质量下降、睡眠时间减少、醒后不易再睡、多梦等。上述一种或多种症状每周至少 3 次，并存在 1 个月以上，可造成疲乏，易激怒，记忆力、注意力下降，思维迟钝，工作和学习效率降低及抑郁等社会功能损害或精神活动效率低下。

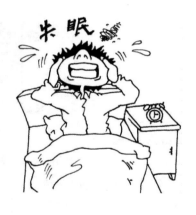

【分类】

1. 环境因素性失眠。

环境因素性失眠与外界环境的改变或摄入兴奋性饮料有关，如旅行出差、夜班、环境嘈杂、光线过亮等。喝咖啡、茶等会影响睡眠，尤其是在睡前饮用。

2. 躯体因素性失眠。

通过系统回顾明确是否存在神经系统、心血管系统、呼吸系统、消化系统和内分泌系统等的疾病，还要排查是否存在其他类型的躯体疾病，如皮肤瘙痒和慢性疼痛等。

3. 精神因素性失眠。

通过问诊明确患者是否存在心境障碍、焦虑障碍、记忆障碍，以及其他精神障碍。

4. 药物因素性失眠。

回顾药物及其他物质应用史，特别是抗抑郁药、中枢兴奋性药物、镇痛药、镇静药、茶碱类药或类固醇及酒精等精神活性物质滥用史。

【诊断思路】

1. 针对失眠本身的特点问诊。

（1）询问失眠的症状：询问患者的失眠症状是以入睡困难、浅眠易醒还是以早醒为主，失眠的具体情况，如每天实际睡眠时间、失眠发生的频次等。

（2）发病诱因：询问是否有环境因素、药物或食物因素等诱因。

2. 相关鉴别诊断的问诊。

（1）首先排除器质性疾病。询问是否有躯体疾病导致睡眠障碍，如是否有脑器质性疾病、甲状腺功能亢进等病史。躯体疾病导致的失眠均有躯体基本的表现，在询问现病史、既往史时一般有明显的发现，不以单纯的失眠为主诉。若患者因失眠来就诊，先要询问病史，进行体格检查和精神检查等，一般均能发现躯体疾病的蛛丝马迹，且躯体疾病所致失眠的发生发展、严重程度和转归与所患疾病的程度变化一致。

阿尔兹海默病：以睡眠-觉醒周期紊乱为主，昼夜颠倒，夜间失眠，白天嗜睡，但患者多以记忆障碍为主要表现，且起病隐匿，患者会有较长时间的记忆减退，且常伴有人格改变，如活动减少、自私、对人冷淡、情绪不稳等。

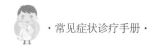

脑震荡：患者有明显的脑外伤史，在急性期可能出现失眠、多梦等，但主要表现为意识障碍及近事遗忘，可出现头晕、头痛、恶心、易激怒等，多在1～2周内消退。若迁延不愈，则称为脑震荡综合征。症状出现的时间与脑外伤直接相关。

肾脏疾病：在肾功能不全的失代偿期、肾衰竭和尿毒症期，可出现入睡困难、早醒、夜间觉醒次数增多等。有肾功能不全的临床表现，血肌酐、尿素氮明显增高。失眠症状可随肾脏疾病的严重程度变化而变化。

甲状腺功能亢进：患者可出现失眠，并有高代谢症候群的表现，如怕热、多汗、食欲亢进、体重减轻等，甚至有情绪不稳定，易激惹，查血甲状腺功能可发现相应的异常。

（2）其次排除药物或食物等因素。询问是否服用过影响睡眠的药物，如苯二氮䓬类药物、抗精神病药物、抗组胺药物等，以及精神活性物质，如酒精、苯丙胺等。

咖啡、茶、酒精中所含的精神活性成分均能影响睡眠，但相同剂量对不同个体的影响程度不同。可详细了解患者的饮用史，如时间、频次、剂量等。长期不饮用的人偶尔饮用茶或咖啡后可出现失眠，长期大量饮用的人在戒断后也可出现失眠，均与该物质的使用有关。酒精对人的影响首先是脱抑制作用，患者兴奋，可出现失眠、话多、冲动等表现。随着酒精剂量增多，可出现抑制状态，表现为嗜睡，酒精摄入过多导致酒精中毒时，甚至可出现昏迷等症状。长期大量饮酒者在停止或减少饮酒时会出现戒断症状，包括失眠及粗大震颤、出汗、恶心、呕吐等，多出现在最后一次饮酒后的4～12小时。

（3）排除精神疾病。精神分裂症患者可出现失眠，严重时整夜不眠。临床表现以感知、思维、情感等的障碍为主，如出现幻听、被害妄想、情感淡漠、行动不协调、行为怪异等。

心境障碍分为狂躁发作和抑郁发作两种。典型的狂躁发作患者睡眠时间会减少，但仍然精力充沛，兴奋话多，情绪高涨，思维联想加快，活动增多。抑郁发作时，患者以早醒为特征性症状，也可有失眠、浅眠等症状，但以情绪低落、思维迟缓、兴趣减退等症状为主。

（4）排除焦虑障碍等神经症性障碍或者应激相关障碍。广泛性焦虑障碍患者多表现为入睡困难，常伴有多梦，有时也可有夜惊、梦魇，同时会有焦虑紧张、担心害怕等，伴有自主神经功能紊乱，以多汗、心悸、尿频等症状为主。

应激相关障碍也可导致睡眠障碍。急性应激障碍和创伤后应激障碍均因警觉性增高而导致入睡困难和易惊醒；适应障碍也可导致睡眠欠佳。急性应激障碍的特点是出现症状前有明确的精神应激事件，如地震、战争、交通事故等。而引起适应性障碍的精神应激事件强度较弱，多为日常生活中的常见事件，如迁居外地、退休、父母离异等。

3. 诊疗经过问诊。

问诊内容包括患病后是否曾到医院就诊、做过哪些检查、检查结果如何、治疗和用药情况、疗效如何。

4. 一般情况问诊。

一般情况问诊内容包括饮食、大便、小便和体重变化等情况等。

5. 体格检查。

进行常规全面、系统的体格检查，以排除躯体疾病，尤其是神经系统检查。

6. 精神检查。

进行全面的精神检查，询问是否有幻觉、妄想等精神病性症状，情绪是否持续高涨或低落，是否有消极观念、消极行为，是否有异常行为。检查智力情况，以明确是否有其他精神障碍，或者是单纯的失眠。

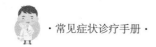

失眠的诊断流程见图 5.1。

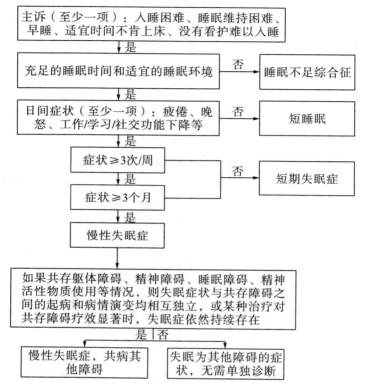

图 5.1 失眠的诊断流程

【处理原则】

1. 一般治疗。

改变生活和睡眠习惯：按时上床和起床，睡前不喝咖啡饮料，有规律地运动，避免白天睡觉，避免睡前剧烈运动，晚饭不要吃太多，睡前喝杯热牛奶等。

改善睡眠环境：布置安静、舒适、温度适宜的睡眠环境，避免亮光（包括屋内微弱的荧光屏和钟表等发出的光），将宠物赶出卧室等。

2. 心理治疗。

通过解释、指导，使患者了解有关睡眠的基本知识，减少不必要的预期性焦虑反应。

3. 行为治疗。

进行放松训练，教会患者入睡前放松，以加快入睡的速度，减轻焦虑。

4. 药物治疗。

一线治疗时尽量不使用催眠药物，如果必须使用某种药物，则应限制在两周内。可使用艾司唑仑1mg，每晚1次；佐匹克隆3.75～7.5mg，每晚1次；唑吡坦10mg，每晚1次。

常用失眠治疗药物的特点见表5.1。

表5.1　常用失眠治疗药物的特点

	药物及剂型	半衰期（小时）	规格（mg）	推荐剂量（mg）	适应证	作用时间
非苯二氮䓬类	佐匹克隆片剂	5	3.75、7.5	7.5	入睡及睡眠维持困难	短效
	右佐匹克隆片剂	6～9	1、2、3	2～3	入睡及睡眠维持困难、早醒	中效
	唑吡坦片剂	2.5	5、10	5～10	入睡困难	短效
苯二氮䓬类	艾司唑仑片剂	10～24	1、2	1～2	入睡及睡眠维持困难	中效
	劳拉西泮片剂	10～20	0.5、1	0.5～2	睡眠维持困难	中效
	氟西泮片剂	30～100	15、30	15～30	睡眠维持困难	长效

【转诊指征】

对怀疑精神因素或躯体病变引起的或经社区一般治疗无效的失眠患者应转至相关专科诊治。

六、心悸

【概述】

  心悸是一种自觉心脏跳动的不适感（或心慌感），常见于生理及病理性原因引起的心脏搏动增强、心律失常、心脏神经症及精神疾病。心悸时可表现为心率加快，亦可表现为心率减慢，同时也可为心律失常疾病的主观体验，甚至心律和心率均正常的患者仍可有心悸，其发生机制尚不明确，但通常认为心脏搏动加强是心悸发生的基础。

【分类】

  1. 生理性心悸。

  生理性心悸常见于健康人剧烈运动后或精神紧张时，除此之外，也可能在健康人饮酒、喝浓茶或咖啡以及运用某些药物（如肾上腺素、氨茶碱、咖啡因、阿托品、甲状腺素片等）后出现。生理性心悸主要是以上原因导致心肌收缩力增强而引起的心悸。

  2. 病理性心悸。

  （1）心血管疾病：如高血压性心脏病、风湿性心瓣膜病、扩张型心肌病等导致的主动脉瓣、二尖瓣等关闭不全，最终导致左心室肥大，心脏收缩力代偿性增强。除此之外，较大的室间隔缺损、动脉导管未闭可致回心血量增多，不断增加心脏负荷，最终导致心室肥大，引起心悸。除以上情况外，如患者有急、慢性心包炎，也可因心包积液等引起心脏收缩功能受阻，从而产生心悸。

（2）心律失常。①心动过速：正常心率为 60～100 次/分（部分年轻人及从事运动专业的人员心率可较一般人低），如出现窦性心动过速、阵发性室上性或室性心动过速等，可引发心悸。②心动过缓：部分患者因心率下降，导致舒张期延长，心室负荷量增加，心脏代偿性搏动增强而出现心悸，常见于病态窦房结综合征、窦性心动过缓、高度房室传导阻滞等。③其他心律失常：常见的心房颤动（更常见于老年人）、心脏早搏等，由于心脏搏动不规则，从而使患者有心悸或心慌感。

（3）心脏神经症：多见于女性，此类患者心脏本身并无器质性病变，是由自主神经功能紊乱导致，同时可伴有偶发的胸痛、呼吸困难等症状，易在情绪紧张、焦虑时发生或加重。

（4）精神性疾病：部分焦虑、抑郁等精神疾病的患者可出现主观的心悸或心慌，同时常常有失眠、情绪低落、情绪波动等表现。

（5）其他疾病。①甲状腺功能亢进：甲状腺功能亢进可导致基础代谢率加快、交感神经兴奋，从而出现心率加快，产生心悸感。②贫血：贫血患者红细胞携氧量减少，严重时可造成组织缺氧，心脏搏动代偿性加快，增加每分钟心排血量，虽能一定程度上代偿组织缺氧，但多会引起心悸。③低血糖：可见于健康人及糖尿病患者，低血糖发作时心率加快，从而发生心悸，且常伴有出汗、饥饿、面色苍白、四肢冰凉等症状。④发热：发热时机体基础代谢率增高，从而引起心率加快，产生心悸。⑤其他：嗜铬细胞瘤、急性失血、休克等。

【临床思路】

1. 诊断思路。

（1）生理性心悸：详细收集病史，排除病理性可能后，积极去除生理性诱因，如调整原来的用药方案，少饮浓茶、咖啡等，去除诱因后心悸症状多可缓解。

（2）病理性心悸。

1）心血管疾病：如患者既往已确诊患有心血管疾病，则在排除其他病因及危险因素后可继续针对原有疾病进行治疗。如对高血压患者予以降压治疗，急、慢性心包炎患者予以抗感染治疗甚至心包穿刺，室间隔缺损者予以手术或介入治疗等。

2）心律失常。①心动过速：窦性心动过速（>100 次/分）者可予以 β 受体阻滞剂、地尔硫䓬，室上性心动过速（心率150~250 次/分）者可予以刺激迷走神经、洋地黄、β 受体阻滞剂、维拉帕米、电复律等。②心动过缓：有症状的窦性心动过缓者可予以阿托品、异丙肾上腺素，严重者可建议安装心脏起搏器；严重房室传导阻滞者可出现显著的症状，可予以异丙基肾上腺素。③其他：心房颤动可予以胺碘酮对症治疗，必要时可建议行电复律或导管消融术；房性、房室交界性早搏多无需治疗，症状严重者可予以普罗帕酮、β 受体阻滞剂。室性早搏较为复杂，在此不详述。

3）其他疾病：多针对原发病进行治疗，如患者予以赛治等药物；甲状腺素片摄入过多的甲状腺功能减退患者可适当减少用药；对贫血患者输注红细胞悬液，针对病因予以铁剂、维生素 B_{12}、叶酸等；低血糖者尽快补充糖分（严重者可直接静脉推注高渗葡萄糖）。

4）精神性心悸：治疗原有精神症状，缓解患者情绪，调整患者睡眠，加强患者认知，促进医患沟通，加强社会支持。

2. 问诊要点。

由于心悸的症状常常是一过性的，患者在就诊时不一定正在发作，这给心悸的诊断造成了很大的困难。因此，详尽的问诊非常重要。

（1）病程的长短、发作的频率、发作的时间、诱因及特点、能否自动缓解或消失。病程较长的可能是慢性疾病；新近出现的要警惕急性疾病或临床问题（如急性心肌炎、急性心肌梗死、腹泻造成的低血钾等）；突发突止是阵发性心动过速的特点；喝浓茶或咖啡后及静态时出现心悸的常见原因是各种期前收缩。

（2）发作时的伴随症状。有无头晕、晕厥、抽搐、大汗、呼吸困难、心前区疼痛等。有头晕、眩晕者提示有血流动力学改变，是严重心律失常的表现；伴有心前区疼痛是缺血性心脏病的特点。

（3）心悸时是否数过脉搏，脉搏的速率是多少，是否规整。从这些信息可以粗略判断患者是否存在心律失常，甚至可推断是哪种心律失常。

（4）心悸时是否做过心电图或请医生做过体格检查。心悸发作时的心电图对明确诊断意义重大。

（5）既往有无高血压、各种心脏病、糖尿病、甲状腺功能亢进等病史。

（6）近期有无消瘦、多汗、失眠、焦虑等相关症状。

（7）有无嗜好浓茶、咖啡、烟酒的情况，有无精神刺激史、是否失眠等。

心悸的诊断流程见图 6.1。

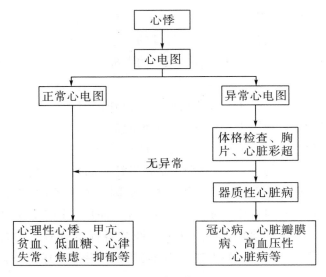

图 6.1　心悸的诊断流程

【处理原则】

1. 首先要明确心悸的原因。

2. 对于明确为心脏神经官能症者可适当使用镇静药或 β 受体阻滞剂；对窦性心动过速者除使用 β 受体阻滞剂，还可使用非二氢吡啶类钙离子拮抗剂。

3. 对于心脏搏动过强引起的心悸，以治疗原有疾病为主。

4. 病理状态引发的心律失常，如发热、贫血、脱水、缺氧状态引起的窦性心动过速，为机体的一种代偿反应，应给予积极控制感染、补充电解质、补液、吸氧、纠正贫血等治疗；电解质紊乱、酸中毒等导致的心律失常，除非危及生命，一般也以积极治疗原发病为主；甲状腺功能亢进引起的快速心房颤动、房性/室性期前收缩，可在服用抗甲状腺功能亢进药物的同时辅以 β 受体阻滞剂。

5. 对于未能排除心律失常者，如果患者心悸发作时伴有头晕、眩晕、抽搐、胸闷、憋气、出汗等症状，则应建议患者到综合医院进一步检查。

6. 对于已证实心悸是由心律失常引起的，可按心律失常处理。

【转诊指征】

1. 各种心律失常有以下情况之一者，应立即转至专科医院急诊室。

（1）意识丧失。

（2）出现低血压、休克、少尿、晕厥、气促、心绞痛、心力衰竭等血流动力学不稳定的表现。

（3）既往有严重的基础性心脏病（包括心肌炎、心肌梗死、不稳定性心绞痛等），新出现严重心律失常。

（4）心室颤动复苏后。

（5）宽 QRS 波的心动过速。

（6）胸痛伴新出现的左束支传导阻滞。

（7）伴快速心律失常的病态窦房结综合征、窦性停搏。

（8）新发心房颤动、心房扑动或阵发性心房颤动、心房扑动常规用药后未能复律。

（9）正在发作的阵发性室上性心动过速，初步处理后未转复者。

（10）疑似或确诊的病态窦房结综合征患者出现心动过缓的相关症状，如眩晕、乏力、晕厥等心脑供血不足的症状。

（11）由脱水、心力衰竭等引起的窦性心动过速。

2. 心律失常有下列情况之一者，可按常规流程转至综合医院心血管专科门诊。

（1）房性期前收缩：首次发现，不能排除甲状腺功能亢进者；有明显症状者；有室上性心动过速或心房颤动基础的频发房性期前收缩。

（2）室性期前收缩：发生于器质性心脏病患者的室性期前收缩；无器质性心脏病的室性期前收缩但症状明显，未经过专科正规诊治者。

（3）初诊怀疑病态窦房结综合征，但无症状，未经过专科正规诊治者。

（4）单纯性窦性心动过速，使用β受体阻滞剂治疗效果不佳者。

（5）无症状的预激综合征。

（6）不明原因的心悸或不适症状，常规心电图未发现异常，需进一步明确原因者。

（7）窦性心动过缓，需排除窦房结功能减退、甲状腺功能减退等原因者。

（8）使用抗心律失常药物，需定期到专科复查、调整剂量者。

正常心电图相关数值见图 6.2。正常窦性心电图见图 6.3。

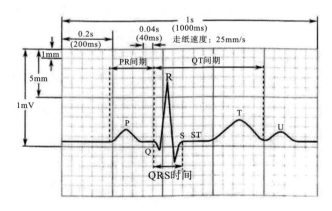

图 6.2　正常心电图相关数值

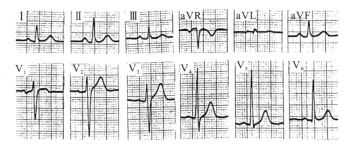

图 6.3　正常窦性心电图

七、胸痛

【概述】

　　胸痛是一种常见的临床症状。造成胸痛的原因复杂多样，但主要是由胸部疾病引起，部分可因消化道疾病、精神心理因素引起。胸痛可以为原发疾病部位引起的疼痛，也可为其他病变引起的牵涉性疼痛，但疼痛程度与疾病不完全一致。

【病因】

　　胸痛常见于下列疾病。

　　1. 胸壁疾病。

　　（1）胸壁皮肤感染：急性皮炎、皮下蜂窝织炎、带状疱疹为常见的由细菌或病毒感染引起的皮肤炎症，多伴有局部皮肤的红、肿、热、痛，部分病情严重者可引起发热甚至感染性休克。其中带状疱疹多见于体质较弱的老年患者，初期可能不伴有肉眼可见的局部皮肤改变，患者仅因胸壁皮肤疼痛就诊。

　　（2）外伤：车祸、摔伤、被殴打引起的肋骨闭合性或开放性骨折，可出现剧烈的疼痛。

　　（3）慢性非感染性炎症或劳损：肋软骨炎、胸壁肌筋膜炎（常见于体力劳动者）、肋间神经炎。

　　（4）急性白血病（多见于胸骨柄）、多发性骨髓瘤等引起的骨痛，多表现为胸壁皮肤、肌肉、骨骼的疼痛不适。

2. 心血管疾病。

（1）冠状动脉粥样硬化性心脏病（亦称缺血性心脏病）（心绞痛、急性心肌梗死）：患者多有高血压、糖尿病、高血脂基础，其分类复杂，在此不详述。

（2）感染性心脏疾病：急慢性感染性心肌炎、急慢性心包炎，多由细菌、真菌、病毒、寄生虫、立克次体等引起。

（3）二尖瓣或主动脉瓣病变、主动脉瘤、夹层动脉瘤、肺栓塞，病情多凶险，应及时送至上级医院。

（4）非感染性心肌病：常由理化因素或者药物（阿奇霉素）引起，变态反应多见于风湿热。

3. 呼吸系统疾病。

呼吸系统疾病有肺炎、胸膜炎、胸膜肿瘤、肺部肿瘤、气胸、血气胸等。气胸可由外伤引起，也可为自发性气胸。血气胸多由外伤（如车祸、摔伤、被殴打）后引起的肋骨闭合性或开放性骨折使肺泡破裂、胸腔内出血引起。

4. 消化系统疾病。

消化系统疾病有食管炎、食管癌、胃十二指肠溃疡、急慢性胃炎、肝脓肿、肝炎、胰腺炎、胆囊炎等。从发病部位来看，消化系统疾病可直接引起胸部疼痛，也可以引起胸部的牵涉痛（或称放射痛）。

5. 其他疾病。

其他疾病有纵隔炎、膈下脓肿、纵隔肿瘤、脾梗死等。

【诊治原则】

1. 首先判断病情的严重性。对神志不清、意识障碍、生命体征不稳定的患者，应立即予以能力范围内的对症处理，同时在医护人员陪同下送至上级医院。

2. 对于病情稳定、症状较轻、生命体征平稳的患者，应详

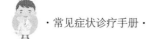

细收集病史和查体，根据病史和体征进行病因和诊断的初步判断，安排可行的相关检查，如心电图、胸部 X 线片、腹部彩超等。

3. 胸痛的治疗主要分为对症治疗和对因治疗。

（1）对症治疗主要针对外伤引起的肋骨骨折，可予以止痛药物止痛。

（2）对因治疗：对肺炎等感染性疾病予以抗感染治疗；对心电图明确诊断为急性发作的心肌梗死给予阿司匹林和氯吡格雷各300mg 嚼服；对心绞痛予以硝酸酯制剂对症治疗，以达到扩张冠脉、降低阻力、减轻心脏负荷等目的；严重的张力性气胸予以及时的胸腔穿刺操作；胰腺炎患者立即禁饮禁食，补液后转至上级医院；排除器质性疾病后，对既往已明确有精神心理疾病者，可对原有疾病进行治疗。

4. 对不能明确病因的患者，在保证生命体征平稳的同时，由医护人员及家属陪同转至上级医院。

【诊疗思路】

迅速判断病情的严重程度，第一时间评估患者神志是否清楚、是否有意识障碍、生命体征是否平稳。若病情危重（如患者神志不清、意识障碍、血压低于检测限），应予以能力范围内的对症处理，同时就近送往上级医院及时治疗；若患者神志清楚，无意识障碍，生命体征平稳，可详细询问病史，仔细查体，通过病史和体征来判断可能的病因，从而进一步进行检查和治疗。

胸痛的诊疗流程图见图 7.1。急性前壁心肌梗死的心电图见图 7.2。胸部皮肤带状疱疹见图 7.3。胸部 X 线片示肋骨骨折见图 7.4。

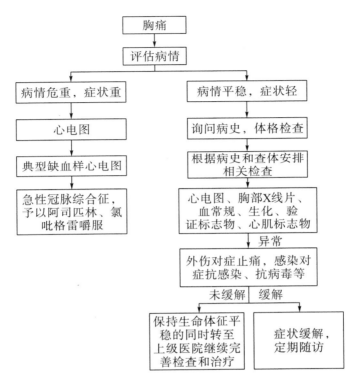

图 7.1　胸痛的诊疗流程

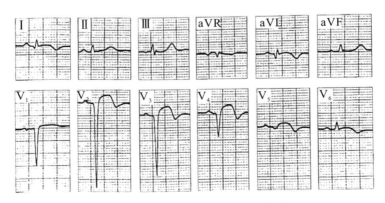

图 7.2　急性前壁心肌梗死的心电图

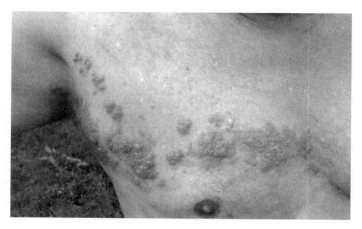

图 7.3　胸部皮肤带状疱疹

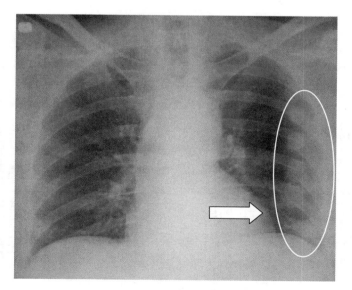

图 7.4　胸部 X 线片示肋骨骨折

八、呼吸困难

【概述】

呼吸困难指患者在主观上感到呼吸费力，缺乏空气，客观上表现为呼吸频率、幅度和节律异常，可有张口呼吸、鼻翼翕动、肋间隙凹陷、端坐呼吸、喘鸣及发绀等。呼吸困难常见于呼吸系统疾病和心血管系统疾病。

【病因】

1. 呼吸系统疾病。①气道直接或间接阻塞：咽喉、支气管炎症，颈部软组织肿块压迫气道，肿大的甲状腺压迫气道，吸入火灾现场的烟雾后出现的喉头水肿，慢性阻塞性肺病等。②肺部疾病：肺炎、肺气肿、肺不张、肺水肿、肺间质纤维化、肺癌、肺栓塞等。③胸部外伤：气胸、血气胸、胸廓畸形。④胸膜疾病：胸膜炎、胸膜腔积水、胸膜结核、胸膜粘连等。⑤其他：哮喘、重症肌无力累及呼吸肌、药物性呼吸肌麻痹、持续性癫痫导致呼吸肌持续痉挛、破伤风导致呼吸肌痉挛、腹腔巨大肿瘤以及腹膜腔大量积液导致膈肌运动障碍等。

2. 心血管疾病：常见于各种原因导致的左心衰竭或者右心衰竭，甚至全心衰竭，以及心包积液、肺栓塞、慢性肺源性心脏病等。

3. 头部病变：脑出血、脑实质损伤、脑肿瘤、脑炎（病毒性、自身免疫性）等。

4. 血液系统疾病：贫血、高铁血红蛋白血症等。

5. 焦虑、抑郁、癔症等。

【诊治原则】

1. 检查患者的意识、神志、生命体征，判断呼吸困难的严重程度，严重者（如神志不清、呼之不应、意识障碍、血压低于检测限等）需及时转至上级医院诊治。

2. 在给予患者吸氧的同时详细收集病史，进行全面的体格检查，了解引起症状的原因以及其他伴随症状。如患者在受凉后出现咳嗽、发热，继而出现呼吸困难，则需着重进行肺部检查，可安排胸部 X 线片、血常规及生化检查，条件允许时可安排血气分析；如患者既往有慢性阻塞性肺病史或慢性支气管炎病史，此次发作伴有咳嗽加重、咳黄痰、发热等症状，应着重考虑慢性阻塞性肺病急性加重，可安排胸部 X 线片、血常规及生化检查，条件允许时可安排血气分析；如患者有明显的劳累后呼吸困难，应着重考虑肺心病、心血管疾病，若伴有下肢水肿则更加支持以上疾病的诊断。

3. 常见治疗方案。

（1）肺炎的治疗：此类患者多有咳嗽、咳痰表现，胸片可见肺部斑片影、条索影，可给予吸氧、经验性对症抗感染（如左氧氟沙星、莫西沙星、头孢曲松等，其中莫西沙星不能用于 18 岁及以下的人群），若伴有发热可适当给予静脉补液、物理降温，体温达到 38.5℃ 及以上时可予以药物降温。

（2）慢性阻塞性肺病急性加重的治疗：此类患者既往诊断为慢性支气管炎，冬季多发，表现为呼吸困难、咳嗽、咳痰，多有发热，主要治疗为抗感染治疗、吸氧、吸入 β 受体激动剂和抗胆碱药，如万托林和爱全乐。

（3）哮喘的治疗：多表现为患者不能连词成句，说话断续，查体双肺可闻及哮鸣音，急性期可给予每日定时吸入糖皮质激素，症状严重时可配合 β 受体激动剂吸入，病情平稳后转至上级医院继续治疗，并制订非急性发作期治疗方案；病情严重者（如面色苍白、口唇发绀、呼吸频率大于 30 次/分、吐单字或不能说话，甚至神志不清）在对症治疗的同时转至上级医院，切勿耽误诊治。

（4）肺心病、心力衰竭：此类患者多表现为水肿、劳力性呼吸困难、夜间端坐呼吸等，主要治疗为控制水分摄入、减少心脏负荷，同时辅以利尿药物，同时需要关注患者的电解质变化，避免在利尿过程中出现电解质紊乱。

（5）贫血的治疗：必要时（血红蛋白低于 60g/L）可给予静脉输注红细胞悬液，但仍以病因治疗为主，如缺铁性贫血者补充铁剂，慢性失血者补充铁剂、止血等，急性失血者在止血（药物止血、压迫性止血、缝合止血等）、静脉输血的同时需及时转至上级医院继续治疗。

【诊疗思路】

呼吸困难的诊疗思路见图 8.1。

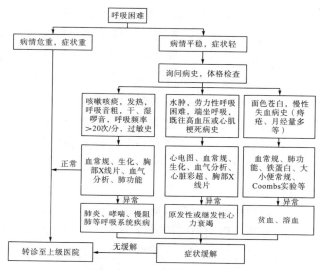

图 8.1 呼吸困难的诊疗思路

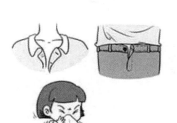

呼吸困难的急救

在呼吸困难急性发作时，寻找最舒服的体位。

解开衣领扣，松开裤带。

清除口鼻分泌物。

避免胸腹部受压和不必要的搬动。

【转诊指征】

经初步检查无法明确呼吸困难的病因者，怀疑为急性心肌梗死、急性心功能不全、肺栓塞患者，胸部外伤导致气胸、肺出血的患者，肺部感染经治疗后呼吸困难加重的患者，重症哮喘患者，慢性阻塞性肺病出现严重并发症（如呼吸衰竭、肺源性心脏病）的患者等，若未明确诊断，并且需要进一步做 CT、血气分析、内镜等检查，均应及时转诊。

九、咽痛

【概述】

咽痛是一种常见的症状。扁桃体炎、咽炎、声带息肉、声带炎症、中耳炎、腮腺炎、颈部脓肿甚至食管炎、食管癌、鼻咽癌等均可引起咽部疼痛。咽痛亦可见于上呼吸道感染，常发生于气温变化以及气温寒冷时。

【分类】

1. 感染性咽痛。①感冒：是最常见的引起咽痛的原因之一，常发生在气温变化时，以冬季最为常见，除咽痛外常常可伴有咳嗽、咳痰、发热。感冒通常由流感病毒引起，部分患者可合并细菌感染。②急性咽炎、喉炎：多由病毒引起，常表现为咽痒、灼热感，咽痛较轻，咳嗽少见。③急性扁桃体炎：多由溶血性链球菌引起，流感嗜血杆菌、肺炎链球菌亦可引起，大多咽痛剧烈，常伴有发热、畏寒，体温可达 39℃ 以上，查体可见充血肿大的扁桃体，甚至可见脓性分泌物附着。④急性疱疹性咽峡炎：常见于儿童，成年人极少见，常发生于夏季，多由柯萨奇病毒 A 引起，有明显的咽痛、发热，查体可见口腔及咽部弥漫性灰白色疱疹及浅表溃疡。

2. 非感染性咽痛：多因头面部、颈部等的病变引起放射痛，如中耳炎、腮腺炎、食管炎、食管癌、神经痛等。

【处理原则】

1. 感染性咽痛的治疗：①感冒大多不需要特殊治疗，嘱患者注意休息，保持室内空气流通，多饮水、摄入维生素 C 即可。症状严重者可予以抗病毒药物（应严防特殊类型的流感，若患者症状严重，应转至上级医院处理并排查特殊病毒感染），若患者伴有流黄涕、咳黄痰等细菌感染症状，可予以抗生素对症治疗。②急性咽炎、喉炎予以对症治疗，缓解症状。③急性扁桃体炎予以抗感染治疗，发热时予以补液、物理或药物降温，保持口腔清洁。如长期反复发作，可告知患者手术治疗方案，转至上级医院评估手术相关适应证及禁忌证。④急性疱疹性咽峡炎主要予以对症治疗，通常病程为一周。

2. 非感染性咽痛的治疗：治疗原发病即可。

3. 对于特殊病原体感染如白喉、结核等，应予以针对性的药物治疗。对于急性喉炎、会厌炎患者，应注意预防窒息并及时转诊。

化脓性扁桃体炎见图 9.1。

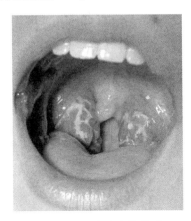

图 9.1　化脓性扁桃体炎

十、咳嗽

【概述】

咳嗽是一种呼吸道常见症状，由气管、支气管黏膜或胸膜受炎症、异物等刺激引起。先是声门关闭，呼吸肌收缩，肺内压升高，然后声门张开，肺内空气喷射而出，通常伴随声音。咳嗽

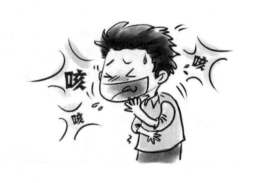

具有清除呼吸道异物和分泌物的作用，但如果咳嗽不停，由急性转为慢性，常给患者带来很大的痛苦，如胸闷、咽痒、喘气等。咳嗽可伴随咳痰。根据时间长短，咳嗽可分为急性咳嗽、亚急性咳嗽和慢性咳嗽。急性咳嗽<3周，亚急性咳嗽3~8周，慢性咳嗽≥8周。按临床症状和胸部X线检查，通常将胸部X线检查无明显异常，以咳嗽为主要或唯一症状者，称为不明原因慢性咳嗽，简称慢性咳嗽。由于诊断线索少，检查条件受限，对其病因认识不足，此类慢性咳嗽既往误诊、误治较多。

【病因】

1. 吸入物。

吸入物分为特异性吸入物和非特异性吸入物两种。前者有尘螨、花粉、真菌、动物毛屑等，后者有硫酸、二氧化硫、氯氨等。职业性咳嗽的特异性吸入物包括甲苯二异氰酸酯、邻苯二甲酸酐、乙二胺、青霉素、蛋白酶、淀粉酶、蚕丝、动物皮屑或排泄物等。非特异性吸入物则包括甲醛、甲酸等。

2. 感染。

咳嗽的形成和发作与呼吸道反复感染有关。咳嗽患者可存在细菌、病毒、支原体等的特异性免疫球蛋白，如果吸入相应的抗原，可激发咳嗽。病毒感染可直接损害呼吸道上皮，致使呼吸道反应性增高。由寄生虫如蛔虫、钩虫引起的咳嗽，在卫生环境较差的地区可见到。

3. 气候改变。

当温度、气压和（或）空气中离子等发生改变时可诱发咳嗽，故在寒冷季节或秋冬气候转变时较多发病。

4. 精神因素。

患者情绪激动、紧张不安、怨怒等均会促使咳嗽发作，一般认为这是由大脑皮质和迷走神经反射或过度换气所致。

5. 运动。

有 $70\% \sim 80\%$ 的咳嗽患者在剧烈运动后会诱发咳嗽，称为运动诱发性咳嗽或运动性咳嗽。临床表现有咳嗽、胸闷、气急、喘鸣，听诊可闻及哮鸣音。有些患者运动后虽无典型的咳嗽表现，但运动前后的肺功能测定可能发现支气管痉挛。

6. 药物。

有些药物如心得安等可引起咳嗽发作，其机制为阻断 β_2 肾上腺素能受体。

【诊断思路】

1. 急性咳嗽。

急性咳嗽最常见于普通感冒，咳嗽常与鼻后滴流综合征有关。普通感冒的诊断标准：①鼻部相关症状，流涕、喷嚏、鼻塞、鼻后滴流，伴或不伴发热；②咽喉部刺激感或不适；③严重者发热、轻度畏寒、头痛；④胸部体格检查正常。

2. 亚急性咳嗽。

亚急性咳嗽见于感冒后（最常见）、细菌性鼻窦炎、哮喘等。感冒后咳嗽：感冒本身急性期症状消失后，咳嗽仍迁延不愈，表现为刺激性干咳或咳少量白色黏液痰，可持续 3～8 周甚至更长时间。

3. 慢性咳嗽。

慢性咳嗽即通常说的不明原因慢性咳嗽，常见的有咳嗽变异型哮喘（CVA）、上呼吸道咳嗽综合征（UACS）、胃食管反流性咳嗽（GERC）、嗜酸性粒细胞性支气管炎（EB）等。

【处理原则】

1. 首先找出病因。在治疗原发病的基础上，选择恰当的止咳药或祛痰药，注意护理。当呼吸道黏膜受到异物、炎症、分泌物或过敏性因素等刺激时，即反射性地引起咳嗽，有助于排出自外界侵入呼吸道的异物或分泌物，消除呼吸道刺激因子。顽固性咳嗽可以选择中枢性镇咳药以达到止咳的目的。咳痰量多时不能单独使用止咳药，应联用化痰药。

2. 对于亚急性咳嗽：①细菌性鼻窦炎——抗菌治疗。②哮喘——β_2 肾上腺素受体激动剂、抗胆碱药、茶碱类、皮质激素、白三烯调节剂等。③感冒后咳嗽——常为自限性，可自行缓解，抗菌治疗无效，可短期应用 H_1 受体拮抗剂及中枢性镇咳药等。少数顽固者可短期吸入或口服糖皮质激素，如 10～20mg 泼尼松（或等量其他激素）3～7 天。

3. 对于慢性咳嗽：不明原因慢性咳嗽的治疗应针对最常见的病因（CVA、UACS、GERC、EB）进行系统的经验治疗。一般步骤：①首先针对慢性咳嗽的常见病因进行治疗。国内外研究显示，慢性咳嗽的常见病因为 CVA、UACS/PNDS、EB 和 GERC 等。儿童则要根据年龄和临床特点选择治疗方案。②根据病史推测可能的慢性咳嗽病因。如患者主要表现为夜间刺激性咳嗽，则可先考虑 CVA 的治疗；咳嗽伴有明显反酸、嗳气、胃灼热者，则考虑 GERC 的治疗；如感冒继发咳嗽迁延不愈，则可按感染后咳嗽进行处理。有鼻咽部疾病史者，咳嗽伴流涕、鼻塞、鼻痒、频繁清喉、鼻后滴流感者，可先考虑 UACS/PNDS 的治疗。③推荐覆盖范围较广、价格适中的复方制剂进行经验治疗，这些制剂对 UACS/PNDS、变应性咳嗽、感染后咳嗽等均有一定的治疗作用。怀疑为 CVA 及 EB 者，可先口服 3～5 天激素治疗，症状缓解后改用吸入糖皮质激素或联合 β_2 受体激动剂治疗。④咳嗽、咳脓痰或流脓鼻涕者，可用抗生素治疗。多数慢性咳嗽的病因与感染无关，经验治疗时应避免滥用抗生素。⑤UACS 或 PNDS、CVA、EB 常需 1～2 周，GERC 需 2～4 周，口服糖皮质激素一般不超过 1 周。经验治疗有效者，继续按相应咳嗽病因的标准化治疗方案进行治疗。⑥最后，值得注意的是，经验治疗一定要以病因诊断为导向，在了解当地的慢性咳嗽病因分布后进行，防止走到"慢性咳嗽——慢性支气管炎或咽喉炎——抗生素加镇咳药"的老路上去。经验治疗无效者应及时到有条件的医院进行相关的检查以明确病因，以免延误病情。

【转诊指征】

咳嗽症状经治疗不能缓解者，长期咳嗽原因不明者，疑有肺部肿瘤需进一步检查者，疑为心血管原因引起的咳嗽者，咳嗽并发大量咯血、气胸、呼吸困难等严重症状者等，需转至上级医院治疗。

【预防措施】

绝大部分咳嗽是由呼吸道疾病引起的，因此预防呼吸道疾病是预防咳嗽的关键。

1. 加强锻炼，多进行户外活动，提高机体的抗病能力。

2. 气候转变时及时增减衣服，防止过冷或过热。

3. 少带小儿去拥挤的公共场所，少与咳嗽患者接触，以减少感染机会。

4. 经常开窗，保持室内空气流通、新鲜。

5. 及时预防接种，减少传染病的发生。

6. 感冒流行期间可服中药预防。用贯众、防风、荆芥，每日一帖，连服2～3天。经常感冒的小儿，可每天以适量黄芪、红枣煎汁代茶，长期服用可增强机体免疫力，减少感冒的发生（遵医嘱）。

7. 防止咳嗽、预防感冒非常关键。小儿平时要注意锻炼身体，提高御"邪"能力，避免外感，以防加重病情。

8. 对小儿加强生活调理，饮食适宜，保证睡眠。

9. 平时适当食用梨和萝卜，对咳嗽有一定的预防效果。

10. 中老年人若长期咳嗽应尽快到医院检查，明确病因，及时治疗。

【诊疗流程】

急性咳嗽的鉴别见图10.1。咳嗽的诊疗流程见图10.2。

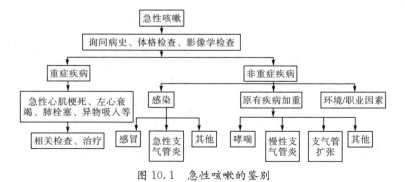

图 10.1　急性咳嗽的鉴别

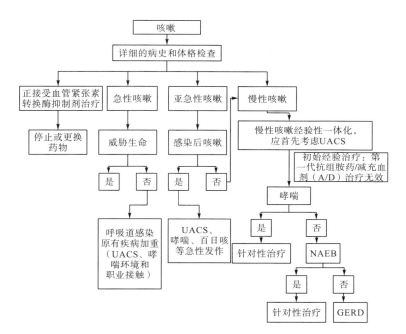

图 10.2　咳嗽的诊疗流程

十一、咯血

【概述】

咯血是指喉及喉部以下呼吸道的任何部位（包括气管、支气管或肺组织）的出血，并经咳嗽动作从口腔排出的过程。小量咯血为少于 100mL/天，中量咯血为 100～500mL/天，大量咯血为超过 500mL/天或 100～500mL/次。咯血不仅可由呼吸系统疾病引起，也可由循环系统疾病、外伤以及其他系统疾病或全身性因素引起，应与口腔、咽、鼻出血以及呕血相鉴别。

【诊断思路】

通过问诊、查体（首先关注肺部、心脏，其次关注有无皮肤瘀斑、瘀点，四肢关节有无肿胀、皮温升高），明确是否咯血、咯血的严重程度、呼吸功能受损程度，搜索病因相关线索，尝试确定出血来源。

【病因】

常见病因总结如下：

1. 呼吸系统疾病。

呼吸系统疾病有气道疾病（支气管扩张、急/慢性支气管炎、肿瘤、异物、创伤、支气管－血管瘘）、肺实质一般感染（细菌、真菌造成的肺脓肿、肺炎等）、特殊感染（肺结核、肺吸虫病、

肺阿米巴病、肺包虫病、肺囊虫病等）、炎症或免疫性疾病
（ANCA 相关性血管炎、系统性红斑狼疮、肺出血肾炎综合征
等）、肿瘤、外伤及医疗操作（胸腔或肺穿刺、支气管镜检查等
偶尔可引起咯血）、粉尘接触相关的矽肺等。这些疾病可导致支
气管黏膜或病灶毛细血管渗透性增高，黏膜下血管壁溃破，从而
引起出血。

2. 循环系统疾病。

常见的循环系统疾病有左心衰竭、肺栓塞、肺动脉高压、风
湿性心脏病、二尖瓣狭窄、高血压性心脏病、主动脉瘤及肺动静
脉瘘等。

3. 全身出血性倾向性疾病。

常见的全身出血性倾向性疾病有凝血功能异常（血友病、弥
散性血管内凝血、肺出血型钩端螺旋体病、流行性出血热、肺型
鼠疫、使用抗凝药物等）、血小板数量异常（再生障碍性贫血、
白血病、特发性血小板减少性紫癜、血栓性血小板减少性紫癜
等）、血小板功能异常（血小板无力症、尿毒症、肝脏疾病、药
物影响）等。

4. 其他较少见的疾病或异常情况。

其他较少见的疾病或异常情况有子宫内膜异位、特发性肺含
铁血黄素沉积症、氧中毒、内脏易位综合征、药物影响（如可卡
因、贝伐珠单抗等）。

【诊断要点】

1. 病史。

（1）区分咯血和呕血，明确是否存在咯血症状。可通过既往
相关病史、出血方式、血色、内容物、出血前症状、血液酸碱度
等鉴别（表 11.1）。

表 11.1　咯血与呕血的鉴别

	咯血	呕血
病因	结核、支气管扩张、肺癌、心力衰竭等	溃疡、肝硬化、急性胃黏膜糜烂
出血前症状	咽部不适、咳嗽	上腹部不适、恶心、呕吐
出血方式	咯血	呕血
血色	鲜红色	咖啡色或鲜红色
血中混合物	泡沫痰	食物残渣
血液 pH	碱性	酸性
出血后改变	血痰数日	柏油样便持续数日

（2）咯血的诱发因素，有无时间特异性，咯血次数、量、颜色、夹杂物，咯血前后的情况。

（3）伴随症状：详细询问伴随症状有助于鉴别诊断、缩小诊断范围、评估病情的严重程 0 度。如询问有无畏寒、寒战、发热（考虑感染性疾病），有无潮热、盗汗、消瘦（考虑肺结核），有无反复咯脓痰（考虑支气管扩张），有无胸痛、呼吸困难（考虑肺栓塞），有无胸闷、心悸、端坐呼吸（考虑急性左心衰竭），有无皮肤、黏膜瘀斑瘀点（考虑出血倾向性疾病），有无尿少、心动过缓或过速、发冷等症状（评估是否存在失血性休克）。

（4）详细询问既往史：有无呼吸系统、循环系统、血液系统的基础病史，有无胸部外伤史、特殊药物使用史。

（5）明确患者个人史：如职业、居住地、生活习惯（如生食蟹等），是否进入过疫区、接触过疫水。

2. 体格检查。

（1）生命体征：若体温达到或超过 38.5℃，或长时间低热不退，应积极搜索病原学证据（包括结核）。休克早期血压可表现为正常，脉搏快而有力，患者可表现为过度兴奋、烦躁不安，在评估病情时应综合考虑。

（2）眼睑、皮肤黏膜：严重贫血、失血性休克时可有睑结膜苍白，皮肤黏膜苍白、湿冷，甚至出现花斑。全身出血性疾病患者可有皮肤黏膜瘀斑、瘀点。

（3）口、鼻：注意口腔、鼻腔有无活动性出血点，以明确血液来源。

（4）浅表淋巴结：局部浅表淋巴结肿大可见于炎症性疾病，也可见于晚期肿瘤，如肺癌右锁骨上窝淋巴结转移较常见。

（5）心脏：注意心界有无扩大，听诊心率、心律、心音是否异常，是否闻及心脏杂音、额外心音等。

（6）肺部：肺部实变体征或闻及干湿啰音，考虑呼吸系统感染。双下肺湿啰音也可见于急性左心衰竭。

（7）腹部：鉴别有无消化道出血引起呕血的可能。警惕腹部压痛、肠鸣音活跃、肝脾大、腹壁静脉曲张等体征。

【处理原则】

1. 充分交代病情，无论咯血量多少，均应告知家属患者存在大咯血甚至猝死的可能。注意：咯血量与咯血病因的严重程度并不一致，但为短期死亡率的最强预测因子。

2. 对于咯血量少、呼吸功能受损程度轻者，应密切关注其生命体征及病情变化。对于病因明确者，治疗原发病最为重要，同时可予以止血药物（卡络磺钠、氨甲环酸等）对症治疗。病因尚不明确者，应在予以对症治疗的同时积极完善相关检查，搜索病因。若条件有限，应建议患者转至上级医院进一步诊治。

3. 大咯血的处理：治疗全程应密切观察患者的咯血量、呼吸、脉搏等情况，防止休克的发生。

（1）一般治疗：进行吸氧、监护、止血、输血、输液等对症治疗和病因治疗。

（2）保持呼吸道通畅：如患者感到胸闷、气短、喘憋，要帮

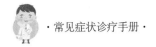

助患者清除口鼻分泌物，并保持室内空气流通。

（3）体位：令患者取卧位，头偏向一侧，鼓励患者轻轻将血液咯出，以避免血液滞留于呼吸道内。如已知病灶的部位，则取患侧卧位，以避免血液流入健侧肺内。如尚不明确出血部位，则取平卧位，头偏向一侧，防止窒息。注意：大咯血最常见的致死原因为窒息，而非出血！

（4）镇静：避免精神紧张，给予精神安慰，必要时可给予少量镇静药，如口服安定。

（5）适当镇咳：对咳嗽剧烈的大咯血患者，可适量给予镇咳药，但一定要慎重。禁用剧烈的镇静止咳药，以免过度抑制咳嗽中枢，使血液淤积在气道，引起窒息。

（6）止血：可用垂体后叶素 0.1～0.2U/min 泵入，酚妥拉明 10～20mg＋5％ GS 500mL 静脉滴注（降低肺血管压力）。

（7）窒息患者的抢救：若发生大咯血窒息，应立即体位引流，取头低足高位（可将床尾抬高 45°左右），或侧头拍背。

对大咯血要及时抢救，否则患者生命会受到威胁。若诊疗条件有限，则应在第一时间保证患者呼吸道畅通、体位正确，同时尽快建立静脉通道、补液、抗休克治疗，以维持生命体征平稳，为转上级医院进一步诊治争取时间和机会。大咯血造成的直接危险主要是窒息和失血性休克，间接危险是继发肺部感染或血块堵塞支气管引起肺不张，如为肺结核患者还可血行播散。

【诊疗流程】

咯血的诊疗流程见图 11.1。

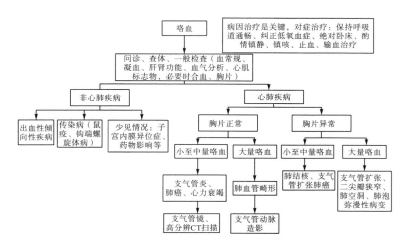

11.1 咯血的诊疗流程

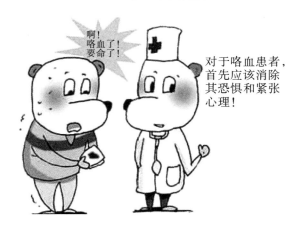

对于咯血患者，首先应该消除其恐惧和紧张心理！

十二、恶心、呕吐

【概述】

恶心是一种上腹不适和紧迫欲吐的不愉快感觉，常为呕吐的前奏，可以单独出现，也可伴随呕吐、消化不良或其他胃肠道症状，同时可伴有迷走神经兴奋的症状，如皮肤苍白、出汗、流涎、血压降低及心动过缓等。呕吐是由于各种原因导致胃强烈收缩，迫使胃或部分小肠的内容物经食管、口腔排出体外的现象。呕吐是消化系统的常见症状之一，亦是机体的一种防卫机制。两者均为复杂的反射动作，可由多种原因引起。长时间的反复呕吐易造成脱水、酸碱平衡失常以及营养吸收不良等。

【诊断思路】

1. 通过询问恶心、呕吐的持续时间，明确患者是急性症状还是慢性症状（症状至少持续 1 个月），结合询问呕吐的特点、性质，以及与进食的关系、时间特点、相关伴随症状，分析可能的病因，同时应注意相关并发症的发生（如脱水、低钾、代谢性碱中毒等），根据患者症状安排相关检查，以明确诊断，对因治疗。常见恶心、呕吐的病因如下：

（1）恶心、呕吐的伴随症状：恶心伴胸骨后烧灼感，应考虑反流性食管炎；恶心、呕吐伴发热，须注意急性感染性疾病；呕吐伴胸痛，常见于急性心肌梗死或急性肺梗死等；呕吐伴有腹痛，常见于腹腔器官炎症、梗阻和破裂；呕吐伴腹痛、腹泻，多见于急性胃肠炎、霍乱、副霍乱、细菌性食物中毒等；腹痛于呕吐后暂时缓解，提示消化性溃疡、急性胃炎及胃肠道梗阻性疾病；呕吐后腹痛不能缓解，常见于胆道疾病、泌尿系统疾病、急性胰腺炎等；呕吐伴右上腹痛及发热、寒战或有黄疸，应考虑急性胆囊炎或胆囊结石；呕吐伴头痛，除考虑颅内高压，还应考虑偏头痛、鼻炎、青光眼及屈光不正等疾病；呕吐伴眩晕，应考虑前庭、迷路疾病，基底椎动脉供血不足，小脑后下动脉供血不足以及某些药物（氨基糖貳类抗生素）引起的脑神经损伤；呕吐伴深快呼吸、呼气有烂苹果味，应考虑糖尿病酮症酸中毒。

（2）呕吐的方式和特征：喷射性呕吐多见于颅内炎症、水肿、出血、占位性病变、脑膜炎症粘连等，通常不伴有恶心。此外，青光眼和第8对颅神经病变也可出现喷射性呕吐。进食后立即呕吐，恶心很轻或缺如，呕吐后又进食，长期反复而营养状态不受影响者，多为神经官能性呕吐。

应注意呕吐物的量、性状和气味等。呕吐物量大且含有腐烂食物，提示幽门梗阻伴胃潴留、胃轻瘫及小肠上段梗阻等；呕吐物为咖啡样或血性，见于上消化道出血；含有未完全消化的食物，见于食管性呕吐（贲门失弛缓症、食管憩室、食管癌等）和神经性呕吐；不含有胆汁，说明梗阻平面多在十二指肠乳头以上；含大量胆汁者，提示十二指肠乳头以下的十二指肠或小肠梗阻、胆囊炎、胆石症或者见于胃大部分切除术后，有时也见于妊娠剧吐、晕动症；含有大量酸性液体，多为胃泌素瘤或十二指肠溃疡；无酸味者可为贲门狭窄或贲门失迟缓；带有粪臭味提示低位肠梗阻，如小肠低位梗阻、麻痹性肠梗阻、结肠梗阻而回盲瓣关闭不全或胃结肠瘘等。

（3）呕吐和进食的关系：进食过程或进食后早期发生呕吐，

常见于幽门管溃疡或精神性呕吐；餐后 1 小时以上呕吐，称为延迟性呕吐，提示胃张力下降或胃排空延迟；餐后较久或数餐后呕吐，见于幽门梗阻（呕吐物可有隔夜宿食）肠梗阻、胃轻瘫或肠系膜上动脉压迫导致的十二指肠壅积；进食后近期呕吐，特别是集体发病时，应考虑食物或药物中毒；孕龄妇女晨起呕吐多见于早期妊娠，有时亦见于尿毒症、慢性酒精中毒和颅内高压等。

（4）此外，慢性咽炎，各种肝炎，使用部分药物如阿司匹林、某些抗生素及化疗术后均可能出现恶心甚至呕吐的症状。

2. 体格检查。

（1）一般体征：体温升高多提示感染性疾病。根据血压、心率、口舌及皮肤干燥度综合评估脱水程度，是否存在血容量不足甚至休克表现。若在短期内体液丧失量达到体重的 5%，患者会出现脉搏细速、肢端湿冷、血压不稳或血压下降等血容量不足的表现；若失液量达体重的 6%~7%，则有更严重的休克表现。

（2）根据主诉有针对性地进行查体：①恶心、呕吐伴胸痛，重点完善心肺查体。②消化系统疾病，视诊腹部外形是否正常，有无胃肠型蠕动波（考虑梗阻），有无皮肤瘀斑（急性出血坏死型胰腺炎患者因胰酶和坏死组织液穿过筋膜和肌层进入腹壁皮下，导致脐周皮肤出现青紫，称 Cullen 征。Grey-Turner 征为急性坏死性胰腺炎患者的一种体征，表现为患者的双侧或单侧腰部皮肤出现蓝—绿—棕色大片不规则瘀斑。这是由于胰酶溢出胰腺组织，引起出血性积液。二者均为预后不良的征象）。听诊肠鸣音，若肠鸣音每分钟达 10 次以上，但音调不特别高亢，称肠鸣音活跃，见于急性胃肠炎或胃肠道大出血；如次数多且肠鸣音响亮、音调高亢，甚至呈金属音，称肠鸣音亢进，见于机械性肠梗阻；肠鸣音减弱多见于老年人、腹膜炎或低钾血症患者；如果持续听诊 2 分钟以上未听到肠鸣音，用手指轻叩或骚弹腹部仍未听到，称肠鸣音消失，见于急性腹膜炎或麻痹性肠梗阻。触诊腹部有压痛、反跳痛、肌紧张，多见于腹腔器官病变累及腹膜，切勿忘记胆囊区墨菲征、麦氏点压痛（麦氏点又称阑尾点，位于右髂前上棘与脐连线的中外 1/3 交界处。麦氏点压痛对于急性阑尾炎的诊断有重要价值）。③泌尿系统疾病，季肋部（左、右上腹部）压痛、肾区叩痛。④神经系统疾病，评估患者的意识状态（意识状态分级见备注 1），重点完善神经系统检查，包括高级神经功能、颅神经功能、深浅反射，以及是否有病理征、脑膜刺激征等（部分神经系统检查见本书第 72 页备注 2）。⑤眼、耳鼻喉、前庭功能相关疾病需专科检查。

3. 相关检查。

（1）胃肠镜、上消化道钡餐透视，用于了解胃黏膜的情况，贲门、幽门口关闭情况及十二指肠黏膜及下结肠黏膜等的改变。

（2）呕吐不止，伴有腹胀、矢气减少或无大便，应做腹部透视、腹部 B 超或腹部 CT，以了解有无肠梗阻。呕吐伴发热、黄疸也可以做腹部 CT 或 MRI，以了解胰腺及胆囊的情况。

（3）暴吐，呈喷射状，应做头部 CT 或 MRI，以排除颅脑占位性病变。

（4）呕吐不止，需检查电解质，了解有无电解质紊乱。

（5）育龄期妇女应化验小便，进行妊娠试验。

【处理原则】

治疗分为病因治疗、对症治疗以及相关并发症的治疗。建议患者进食清淡、易消化的饮食，必要时禁饮、禁食。

1. 病因治疗是重要基础。

（1）对于消化道良性或恶性病变造成的狭窄或梗阻所致的呕吐，药物治疗是无效的，只有经扩张、置入支架或手术治疗，解除狭窄或梗阻之后，呕吐症状才会消失。对于贲门失弛缓症患者，在未进行扩张或手术治疗前，可选用钙离子通道拮抗剂或硝酸甘油，餐前半小时口服或餐前 15～30 分钟舌下含服，早期可改善呕吐及梗阻症状；或者试用肉毒杆菌毒素行狭窄局部注射治疗。急性感染性胃肠炎引起的呕吐，应积极选用抗生素并纠正电解质紊乱及补液、补充维生素；胃肠动力障碍引起的恶心与呕吐，则可应用莫沙必利等促胃肠动力药；如果呕吐是由胃肠道痉挛引起的，则可应用东莨菪碱等抗胆碱能药物；胃食管反流或胃溃疡等，可使用抑酸剂如 PPI、H_2RA 及胃黏膜保护剂等进行治疗。

（2）肝脏、胆道及胰腺疾病是导致恶心、呕吐的常见病因。恶心、呕吐是急性病毒性肝炎的早期症状，常与食欲减退、厌油腻食物及上腹部饱胀同时出现。随着护肝治疗及适当的休息之后，恶心与呕吐可逐渐消失。呕吐也是胆道梗阻或绞痛常伴随的症状，只有当胆道梗阻或炎症消除之后，呕吐才会停止；急性胰腺炎患者常伴随有恶心与呕吐的症状，只有采用禁食、胃肠减压等能减少胰液与胰酶分泌的措施之后，呕吐才会逐步缓解。

（3）中枢神经系统病变包括各种原因所致的脑炎、脑膜炎、脑肿瘤、脑寄生虫病、脑血管疾病及颅脑外伤等，均可引起颅内压增高，从而导致恶心、呕吐。治疗的重要措施之一是应用能降低颅内压、减轻颅内水肿的药物治疗，脱水治疗不仅可以改善呕吐的症状，更重要的是能起到保护或恢复脑细胞功能的作用。

（4）多种药物都能引起恶心与呕吐。一般而言，只要停止应用引起呕吐的药物，呕吐症状就会减轻或者消失，因此并不需要应用镇吐药物。目前临床上对某些恶性肿瘤或血液系统的恶性疾病（如白血病、恶性淋巴瘤、多发性骨髓瘤、恶性组织细胞病等）常采取联合化疗或放疗，或对某些恶性肿瘤采用抗癌药物进行介入治疗。但无论是在治疗过程中还是治疗后，患者均可能出现较严重的胃肠道不良反应，最突出的表现是恶心与呕吐。为了预防或减轻此不良反应，常可应用镇吐药物进行治疗，常用的药物有昂丹司琼（奥丹西龙、枢复宁）、格雷司琼（康泉）等。这里必须指出，应用这些作用强的镇吐药物之后，可能会产生中枢神经系统、心血管系统或胃肠道的不良反应，故应严格控制药物的剂量及使用间隔时间。

（5）对于神经、精神因素导致的呕吐，心理治疗是关键。首先应消除患者的精神心理障碍，之后配合药物治疗，常用的药物是镇静药与胃肠促动力剂，严重者可采用多塞平或氟西汀等抗抑郁药物进行治疗。禁用昂丹司琼等作用强烈的镇吐药物。

2. 对症治疗：可酌情给予促胃肠动力药、胃肠解痉药、止吐药对症治疗；对因精神因素导致恶心的患者，应重视心理治疗，多给予解释和劝导；对病因不明需进一步检查者，应及时转诊。

3. 注意补液，监测酸碱、电解质情况，及时予以纠正。

恶心、呕吐的诊断思路见图 12.1。

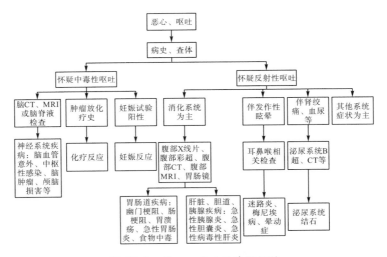

图 12.1 恶心、呕吐的诊断思路

【备注】

备注 1：通常临床上将意识障碍分为五级。

（1）嗜睡：是最轻的意识障碍，意识清醒水平下降，精神萎靡，动作减少。患者持续处于睡眠状态，能被唤醒，也能正确回答问题，能够配合身体检查，但刺激停止后又进入睡眠。

（2）昏睡：是接近于不省人事的意识状态。患者处于熟睡状态，不易被唤醒，需高声喊叫或较强烈的疼痛刺激才可能唤醒，醒后可见表情茫然，能简单含糊地不完全地回答问话，对检查也不能够合作，刺激停止后立即熟睡。

（3）浅昏迷：患者表现为意识大部分丧失，高声喊叫不能唤醒，即第二信号系统完全失去反应。此时强烈的疼痛刺激，如压眶上缘可有痛苦表情及躲避反射，可有较少的无意识自发动作。腹壁反射消失，但角膜反射、瞳孔对光反射、咳嗽反射、吞咽反射、腱反射存在，生命体征无明显改变。抑制达到皮层。

（4）中昏迷：指对疼痛的反应消失，自发动作也消失，四肢完全处于瘫痪状态，腱反射亢进，病理反射阳性。角膜反射、瞳孔对光反射、咳嗽反射和吞咽反射等仍存在，但已减弱，眼球无转动。呼吸和循环功能尚稳定。抑制达到皮层下。

（5）深昏迷：指患者眼球固定，瞳孔散大，角膜反射、瞳孔对光反射、咳嗽反射和吞咽反射等均消失。四肢呈弛缓性瘫痪，腱反射消失，病理反射也消失，呼吸、循环和体温调节功能发生障碍。抑制水平达到脑干。

备注2：神经系统检查。

（1）病理反射。

1）检查霍夫曼征（Hoffmann 征）：左手持患者腕关节，用右手中指和食指夹持其中指，稍向上提，使其腕部处于轻度过伸拉，然后用拇指迅速弹刮患者中指指甲，由中指深屈肌受到牵引而引起其余四指的轻微掌屈反应为阳性反应。

2）检查巴宾斯基征（Babinski 征）：患者仰卧，髋及膝关节伸直，医生手持其踝部，用竹签由后向前划足底外侧至跖趾关节处，拇趾缓缓背伸，其他四趾呈扇形展开则为阳性反应。

3）检查查多克征（Chaddock 征）：检查者用竹签在外踝下方由后向前划，直至跖趾关节处，阳性表现同巴宾斯基征。

4）检查奥本海姆征（Oppenheim 征）：检查者用拇指、食指沿患者胫骨前缘，用力由上向下滑压，阳性表现同巴宾斯基征。

5）检查戈登征（Gordon 征）：检查者用拇指和其他四指分别置于患者腓肠肌部位，然后以适度的力量捏压，阳性表现同巴宾斯基征。

6）检查谢飞征（Schaefer 征）：检查者用拇指、食指挤压患者跟腱，阳性表现同巴宾斯基征。

7）检查罗索里摩征（Rossolimo 征）：检查者用手指将患者趾尖一齐向上弹起，阳性反应为跖屈。

（2）脑膜刺激征。

1）检查颈项强直：患者仰卧，医生用一手托扶其枕部，另一只手置于其胸前，使其做被动屈颈动作，以测试颈肌抵抗力。排除颈椎及颈部肌肉病变后，抵抗力增强为阳性。

2）检查凯尔尼格征（Kernig 征）：患者仰卧，将其一侧髋关节屈成直角，再用手抬高其小腿，正常人可将膝关节伸达 $135°$ 以上。阳性表现为伸膝受限，并伴有疼痛和屈肌痉挛。

3）检查布鲁斯基征（Brudzinski 征）：患者仰卧，下肢自然伸直，医生一手托其枕部，另一手置于其胸前，使其头部前屈，阳性反应为两侧膝关节和髋关节屈曲。

4）检查拉赛格征（Lasquet 征）：患者仰卧，下肢伸直，医生一手置于其膝关节上，使下肢保持伸直；另一手将下肢抬起，正常可抬高 $70°$ 以上，若抬高不到 $30°$、出现由上而下放射性疼痛为阳性反应。

肌力分级表见表 12.1。

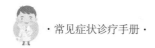

表 12.1　肌力分级表

等级	名称	标准	相当于正常肌力的百分比（%）
0	零	无可测得的肌肉收缩	0
1	微缩	有轻微收缩，但不能引起关节运动	10
2	差	在减重状态下能做关节全范围运动	25
3	可	能抗重力做关节全范围运动，但不能抗阻力	50
4	良好	能抗重力、抗一定阻力运动	75
5	正常	能抗重力、抗充分阻力运动	100

十三、黄疸

【概述】

　　黄疸是由于血清胆红素代谢增高，导致巩膜、黏膜、皮肤及其他组织黄染的症状与体征。因巩膜含有较多的弹性硬蛋白，与胆红素有较强的亲和力，故黄疸患者巩膜黄染常先于黏膜、皮肤被察觉。当血清总胆红素在 $17.1 \sim 34.2 \mu mol/L$，而肉眼看不出黄疸时，称隐性黄疸或亚临床黄疸；当血清总胆红素超过 $34.2 \mu mol/L$ 时，临床上即可发现黄疸，称为显性黄疸。

【诊断思路】

　　1. 溶血性黄疸：由各种原因引起的红细胞大量破坏，未结合胆红素过多，超过肝脏的处理能力，导致血中未结合胆红素增高而引起的黄疸。依据病史判断（包括既往史、家族史、输血及药物应用史、毒蛇咬伤史等）：①先天性溶血性贫血：常见于地中海贫血、遗传性球形红细胞增多症、自身免疫性溶血性贫血；②后天性获得性溶血性黄疸，常见于自身免疫性贫血、新生儿溶血、不同血型输血后的溶血以及蚕豆病、伯氨喹啉、蛇毒、毒蕈、阵发性睡眠性血红蛋白尿等。

　　溶血性黄疸一般为轻度，不伴皮肤瘙痒。急性溶血时可有发热、寒战、头痛、呕吐、腰痛，并有不同程度的贫血和血红蛋白

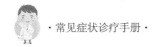

尿（尿呈酱油色或茶色），严重者可有急性肾功能不全。慢性溶血性贫血可伴脾大。

2. 肝细胞性黄疸：由于肝细胞受损，一方面肝细胞摄取未结合胆红素的能力降低，不能将未结合胆红素全部转化成结合胆红素，使血中未结合胆红素增多；另一方面已生成的结合胆红素不能顺利排入胆汁，经病变肝细胞区返流入血，使血中结合胆红素增加。肝细胞性黄疸多由各种致肝细胞严重损害的疾病引起，可见于病毒性肝炎、中毒性肝炎、脂肪肝、肝硬化、原发性肝癌、转移性肝癌、钩端螺旋体病、败血症等。

肝细胞性黄疸的临床表现为皮肤、黏膜浅黄色至深黄色，可伴有轻度皮肤瘙痒，有其他肝脏原发疾病的表现，如食欲减退、出血倾向、腹水等。

3. 胆汁淤积性黄疸：由于胆道阻塞，肝内转化生成的结合胆红素从胆道系统排出困难而返流入血，造成血清结合胆红素增加而出现的黄疸。胆汁淤积可分为肝内性和肝外性。肝内性胆汁淤积见于肝内胆管泥沙样结石、癌栓、寄生虫病等，以及毛细胆管型病毒性肝炎、药物性胆汁淤积、原发性胆汁性肝硬化、妊娠期复发性黄疸等；肝外性胆汁淤积可由胆总管结石、胆道狭窄、炎性水肿、肿瘤（胰头、壶腹及肝门等部位）及蛔虫等阻塞引起。

胆汁淤积性黄疸一般表现为皮肤黏膜呈暗黄色，胆道完全阻塞者黄色加深，甚至呈黄绿色，有皮肤瘙痒、心动过缓、尿色深、粪便颜色变浅至白陶土色等。

4. 先天性非溶血性黄疸：多为肝细胞对胆红素摄取、结合、排泄有缺陷所致的黄疸，临床较少见，见于 Gilbert 综合征、Dubin-Johnson 综合征、Crigler-Najiar 综合征、Rotor 综合征等。

【诊断要点】

1. 问诊。

（1）区分病理性黄疸和假性黄疸：询问患者近期有无进食大

量富含胡萝卜素的果蔬（如胡萝卜、芒果、柑橘类水果），是否服用过含黄色素的药物，根据临床表现可初步鉴别（表13.1）。

表 13.1　病理性黄疸和假性黄疸鉴别表

项目	病理性黄疸	假性黄疸	
机制	血清胆红素增高	血清胡萝卜素增高	含黄色素的药物
临床表现	首先出现巩膜黄染，近角巩膜缘处黄染轻，远角巩膜缘处黄染重	无巩膜黄染	黄染首先出现于皮肤，严重者也可出现于巩膜，近角巩膜缘处黄染重，远角巩膜缘处黄染轻
肝功	多有异常	无异常	无异常

（2）黄疸起病急缓、病程长短，发生时间有无特异性，是否有明确诱因。黄疸波及的范围：是否皮肤、巩膜均黄染，皮肤黄染的范围，黄疸的颜色特点、持续时间、波动情况。

（3）伴随症状：是否有皮肤瘙痒，尿色如何，粪便颜色如何。有无胃肠道症状，有无发热、腹痛及黄疸与发热、腹痛的关系，有无胆囊肿大、脾大、腹水等。

（4）诊疗经过：是否查过血胆红素、尿胆红素、尿胆原，是否查过肝功，是否做过腹部B超、腹部CT检查，是否做过逆行胰胆管造影ERCP、经皮肝穿刺胆道造影PTC、磁共振胰胆管成像MRCP检查。是否曾服药治疗，询问药物名称及剂量、服药时间、疗效如何。

（5）一般情况：精神、睡眠、饮食、大小便、体重变化。

（6）详细询问既往史（有无肝病、胆道疾病、血液病，有无寄生虫感染史，有无特殊药物服用史，有无药物过敏史、毒蛇咬伤史、腹部手术史、输血史）、个人史（有无疫区、疫水接触史，有无大量饮酒史）、女性患者月经婚育史、家族史（家族中有无类似疾病史，有无消化系统肿瘤病史等）。

2. 体格检查。

（1）意识、神经精神状态：部分由严重肝炎引起黄疸的患者在病程中可能出现肝性脑病，因此不可忽略对患者进行意识、神经精神状态评估。性格改变以及精神异常可为肝性脑病最早出现的症状，也可以有行为、睡眠习惯的改变。随着病情的进展，患者可能出现智能障碍，甚至意识障碍，由嗜睡、昏睡逐渐进入昏迷状态。扑翼样震颤是肝性脑病最具特征性的神经系统体征，具有早期诊断意义。临床过程分为 0 期（潜伏期）、1 期（前驱期）、2 期（昏迷期）、3 期（昏睡期）、4 期（昏迷期）。扑翼样震颤的检查方法：嘱患者伸出前臂，展开五指，或腕部过度伸展并固定不动时，患者掌指关节及腕关节可出现快速的屈曲及伸展运动，每秒钟常可出现 1~2 次，也有达每秒钟 5~9 次者，且常伴有手指的侧位动作。此时患者可同时伴有整个上肢、舌、下腭、颌部的细微震颤及共济失调，或发于单侧，也可出现于双侧。这种震颤不具有特征性，也可见于心力衰竭、肾衰竭、肺衰竭等的患者。震颤常于患者睡眠及昏迷后消失，苏醒后可再次出现。

（2）巩膜、皮肤、黏膜颜色，呼气气味：于自然光线下观察患者的黄染情况，包括黄染范围、程度，颈胸部皮肤有无蜘蛛痣、双手有无肝掌表现，呼气有无肝臭味。

（3）重视腹部查体：检查腹部外形、有无腹壁静脉曲张，腹部有无压痛、叩痛（尤其是肝区），有无肝脾大，有无移动性浊音、液波震颤，肠鸣音是否正常。

3. 辅助检查：肝功、大小便常规、凝血常规、血常规检查可初步判断黄疸的类型（表 13.2），腹部 B 超、CT、ERCP、PTC、MRCP 等检查有助于进一步明确病因。

表 13.2　溶血性黄疸、肝细胞性黄疸和胆汁淤积性黄疸的检查结果

项目	溶血性黄疸	肝细胞性黄疸	胆汁淤积性黄疸
血清总胆红素（TB）	增加	增加	增加
结合胆红素（CB）	正常	增加	明显增加
CB/TB	<15%～20%	>30%～40%	>60%
尿胆红素	－	＋	＋＋
尿胆原	增加	轻度增加	减少或消失
ALT、AST	正常	明显增高	可增高
ALP	正常	增高	明显增高
PT	正常	延长	延长
对维生素 K 的反应	无	差	好
胆固醇	正常	轻度增加或降低	明显增加
血浆蛋白	正常	清蛋白降低，球蛋白升高	正常

注：摘选自贺银成. 2016 国家执业医师资格考试辅导讲义 ［M］. 北京：北京航空航天大学出版社，2016。

【处理原则】

1. 明确病因：引起黄疸的原因众多，应首先排除假性黄疸。如患者近期曾服用米帕林（阿的平）、新生霉素等药物或曾大量食用胡萝卜、柑橘等食物，应考虑假性黄疸。新生儿可有生理性黄疸，注意观察即可。

2. 治疗原发病：黄疸本身无需处理，只需要明确诊断后治疗原发病即可。除少数诊断已明确的如慢性肝炎、脂肪肝、肝硬化等常见病，都应在初步诊断后及时转至专科医院诊治。

黄疸的诊治流程见图 13.1。

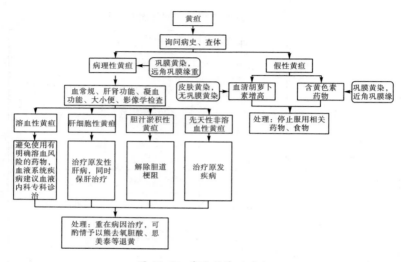

图 13.1 黄疸的诊治流程

十四、食欲亢进

【概述】

食欲亢进是指容易饥饿、想摄入食物及进食量明显增加，由机体热量消耗过多、代谢过分旺盛或胰岛素分泌亢进等原因引起，常见于糖尿病、甲状腺功能亢进（简称甲亢）、某些神经系统疾病等。某些营养物质的缺乏也会导致食欲亢进，例如缺铁，女性则有可能是基于生理期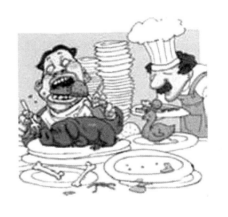的原因。生理情况下，由于机体热量消耗过多，代谢过分旺盛，过多进食是一种补偿行为，见于强体力劳动者、运动员、妊娠与哺乳期妇女等。病理情况下的食欲亢进常见于内分泌疾病等。

【诊断思路】

1. 区分生理性食欲亢进和病理性食欲亢进。

（1）生理性食欲亢进：由于代谢旺盛，如从事重体力劳动、剧烈运动或特殊职业者，或妇女处于妊娠、分娩、哺乳期，体力

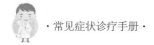

消耗大，大多食欲亢进，也可见于肥胖症及饥饿状态下，除饮食量增多，无其他病理性表现。

（2）病理性食欲亢进。

1）甲亢。

症状：多见于青年人，除食欲亢进，还有明显的体重下降、心率增快、神经精神兴奋症状等表现。

体格检查：发现患者的甲状腺肿大（轻度到重度肿大），老年患者甲状腺肿大常常不明显。甲状腺质地软或中等，重症患者用听诊器可以听到全期的血管杂音，严重的甲亢甚至可用手触摸到震颤。甲亢患者的心率多数增快，安静时心率常常超过 90 次/分。

辅助检查：通过甲状腺功能检查即可诊断，患者的 T3、T4、FT3、FT4 水平升高，同时伴 TSH 水平下降。

2）糖尿病。

症状：除多食，糖尿病患者还有多饮、多尿及体重减轻的表现。

辅助检查：血糖检测，诊断基于空腹血糖、任意时间或葡萄糖耐量试验（OGTT）中 2 小时血糖。空腹指至少 8 小时无任何热量摄入。诊断标准：糖尿病症状加随机血糖≥11.1mmol/L，或空腹血糖≥7.0mmol/L，或 OGTT 2 小时血糖≥11.1mmol/L，需重复测验一次，诊断才成立。OGTT：空腹 10～16 小时后，取血测定空腹血糖。然后在 5 分钟内饮 300 毫升含 75 克无水葡萄糖的糖水，服糖后 30 分钟、1 小时、2 小时、3 小时分别采静脉血并留取尿样，测血糖、尿糖。

3）皮质醇增多症。

症状：常见疾病为肾上腺皮质增生或腺瘤，其特点为皮质醇分泌增多，促进了食欲。患者食欲亢进，同时出现异常肥胖、面部肥胖、胸腹部脂肪堆积，但四肢却不肥胖，有时反而消瘦，与肥胖的躯干形成极为鲜明的对比，因此也叫作向心性肥胖。

诊断：主要依据典型的临床症状和体征，如向心性肥胖、紫纹、毛发增多、性功能障碍、疲乏等。尿 17－羟皮质类固醇水平显著增高，小剂量地塞米松抑制试验不能被抑制，血 11－羟皮质类固醇高于正常水平并失去昼夜节律变化，即可确诊为皮质醇增多症。早期轻型的病例应与单纯性肥胖相鉴别。

4）嗜铬细胞瘤：由于嗜铬细胞瘤大量释放儿茶酚胺，作用于摄食中枢，出现多食。

5）躁狂症：由于患者兴奋性增强、动作增多、消耗增多，进而出现食欲亢进。除此之外，还可出现躁狂症的其他症状。

6）胰岛 B 细胞瘤：临床主要表现为低血糖综合征，血清胰岛素升高。

2. 对症状提示的疾病的诊断。

引起不同症状的可能疾病见表 14.1。

表 14.1　引起不同症状的可能疾病

症状	可能的疾病
食欲旺盛，容易饥饿，但身体反而消瘦，并兼有口渴、多饮、多尿等	糖尿病
食欲亢进，体重却明显减轻，并伴有疲倦、乏力、怕热、易出汗、易激动、心情急躁、面部潮红、眼球凸出等	甲亢
患有高血压的老年人出现头晕疲倦、食欲旺盛的表现	脑血管病变
情绪低落，食欲旺盛，体重迅速上升	贪食症

3. 诊断神经性食欲亢进症的标准。

由精神异常导致的食欲亢进称为神经性食欲亢进症或神经性多食症。在我国尚无明确的诊断标准，但美国、日本等国家对此已有所认识。美国精神医学会 DSM－Ⅲ－R 的标准可供参考。

（1）反复出现过量进食的现象（不定时地快速摄取大量食物）。

（2）在进食过程中无法控制过量进食这一行为。

（3）为了不让体重增加，往往会选择有规律的自发性呕吐、使用泻下剂或利尿剂、严格低热量饮食或禁食、剧烈运动等方法。

（4）至少在三个月内平均每周有两次或以上的过量进食现象。

（5）总是过分关心自己的体型和体重。

【处理原则】

1. 病因治疗。

对于食欲亢进的患者，主要进行病因治疗，治疗原发病后症状即可缓解。由内分泌代谢疾病引起的食欲亢进，应转至上级医院治疗。

（1）甲亢的治疗：甲亢的治疗有三种方法，即抗甲状腺药物治疗、放射碘治疗和手术治疗。抗甲状腺药物有两种——咪唑类和硫氧嘧啶类，代表药物分别为甲巯咪唑（又称他巴唑）和丙硫氧嘧啶（又称丙嘧）。药物治疗适合甲亢孕妇、儿童及甲状腺轻度肿大的患者，治疗一般需要 1~2 年，治疗中需要根据甲状腺功能情况增减药物剂量。药物治疗具有副作用，治疗初期需要严密监测药物的不良反应，尤其是粒细胞缺乏，需要告知患者一旦出现发热和（或）咽痛，需要立即检查粒细胞，以便明确是否存在粒细胞缺乏。一旦出现，立即停药急救。药物治疗的缺点是停药后复发率高。

放射碘治疗适合甲状腺中度肿大或甲亢复发的患者，不适用于有甲状腺眼病的甲亢患者，因为治疗后眼病可能加重。此外，孕妇和哺乳期妇女禁用放射碘治疗。

手术治疗适合甲状腺肿大显著、高度怀疑甲状腺恶性肿瘤、甲状腺肿大有压迫气管引起呼吸困难者。术前需要用药物将甲状腺功能控制在正常范围，还需要口服复方碘溶液做好术前准备。

（2）糖尿病的治疗：目前尚无根治糖尿病的方法，但通过多种治疗手段可以控制好病情。治疗主要包括5个方面：对糖尿病患者的教育、患者自我监测血糖、饮食治疗、运动治疗和药物治疗。糖尿病的治疗可以以饮食控制和运动锻炼为前提。平时饮食要注意控制高糖食物，以蔬菜、杂粮类为主，适量搭配一定量的优质蛋白质。口服药物治疗：适用于儿童的降糖药有盐酸二甲双胍和胰岛素。适合老年人的降糖药有阿卡波糖、二甲双胍、磺脲类药物（格列齐特一般每日口服 40～80mg，一日 3～4 次；糖适平每日口服 60～120mg，分 1～3 次服用，宜餐前服用）和胰岛素。

（3）皮质醇增多症的治疗：可行手术治疗，但会造成永久性肾上腺皮质功能减退，需终身用肾上腺皮质激素替代治疗。垂体放射治疗有 20% 的病例可获得持久的疗效。但大多数病例疗效差且易复发，故一般不作首选，可作为手术治疗后的辅助治疗方法。药物治疗：常用的药物有米托坦（双氯苯二氯乙烷）、氨鲁米特、米替拉酮（甲吡酮）、酮康唑、依托咪酯。用药期间需严密监测。糖皮质激素受体拮抗剂米非司酮可缓解临床症状，但对垂体和肾上腺病变几乎无作用，适用于无法手术的患者。

2. 食欲亢进患者的饮食要点。

不吃过多的辣椒以及油炸食品，少饮用碳酸饮料，多吃蔬菜、水果，对治疗食欲亢进有明显的作用。补充各种维生素，其中以 B 族维生素尤为重要。对处于经期前后、食欲旺盛而诊断无疾病者，可给予含铁的营养补充剂。食物中的动物肝脏、鱼类和豆类等蕴含着丰富的铁。

【转诊指征】

诊断及治疗有难度或无法根据症状确诊者；患者病情严重、病因复杂；不具备相关检查技术。

糖尿病引起的食欲亢进的转诊指征如下：

1. 药物控制血糖效果不佳，随机血糖＞16.7mmol/L。

2. 妊娠期糖尿病。

3. 需要胰岛素泵治疗的患者。

4. 有急性并发症，不能处理，或处理效果不好。

5. 反复发生酮症/酮症酸中毒的患者。

甲亢引起的食欲亢进的转诊指征如下：

1. 口服抗甲亢药物后出现不良反应。

2. 妊娠合并甲亢者。

3. 甲亢合并其他严重的并发症。

十五、食欲缺乏

【概述】

食欲缺乏是指患者对食物缺乏欲望的一种状态。食欲是一种想进食的生理需求，其调控中枢位于下丘脑的摄食中枢和饱食中枢，各种神经、体液、精神心理及进食等因素均可影响摄食中枢。食欲缺乏需要与厌食相区别。厌食指完全不思进食。食欲缺乏是各种原因造成胃肠道的张力减低、蠕动减慢及消化液分泌减少所致。食欲缺乏见于急/慢性胃炎、胃癌、肺结核、尿毒症、心力衰竭、肝炎、肝硬化、慢性肾上腺功能减退、神经性厌食、化疗药物的不良反应等。暂时的食欲缺乏通常不值得大惊小怪，但若食欲缺乏超过几周并伴有病理现象，则需要结合具体的症状和辅助检查确定病因。食欲缺乏的治疗原则为针对病因进行治疗。

【诊断思路】

1. 病史询问要点：是否有胃炎、糖尿病、甲状腺疾病、结核病史等。明确患者发病的缓急、持续时间；有无发热；有无恶心、呕吐、便秘、腹泻；食量的多少；有无体重减轻；有无乏力、精神不振、失眠、易激动；是否怕冷；是否常饮酒、服用某些药物；有无精神创伤史；有无肝炎、肾炎的伴随症状。这些可以帮助初步确定病因，以便进一步诊断和检查治疗。

不同伴随症状可能的病因见表 15.1。

表 15.1　不同伴随症状可能的病因

伴随症状	可能的病因
见油腻食物恶心	病毒性肝炎
黄疸	肝脏及胆道疾病
腹痛	除由消化系统病变引起，右心室衰竭引起的肝及胃肠道淤血、结石引起的肾绞痛、尿毒症、糖尿病酮症酸中毒均有可能
近期消瘦	胰腺癌、肝炎、结核病、其他部位的恶性肿瘤
腹泻	胃肠道炎症、低钠血症和低氯血症
贫血	除血液系统病变，亦可见于尿毒症、胃肠道肿瘤
明显乏力	肝炎、尿毒症、严重贫血、严重结核病、恶性肿瘤、垂体功能不全、甲状腺功能减退、肾上腺皮质功能减退、急性传染病等

2. 食欲缺乏的病因。

（1）消化系统疾病：如急性肝炎，食欲缺乏可发生在黄疸出现之前，作为很突出的症状。急/慢性胃炎，特别是慢性萎缩性胃炎可引起严重的食欲缺乏。肠道疾病如肠结核、肠伤寒、慢性痢疾及结肠癌等均可导致食欲缺乏。

（2）胃肠外疾病：任何部位的慢性疼痛均可导致食欲缺乏。各种原因引起的发热、低血钠、低血氯以及酸中毒、右心功能衰竭导致的消化系统淤血均可致食欲缺乏。食欲缺乏可以是尿毒症、呼吸衰竭和各种内分泌系统疾病的主要症状。另外，有些药物如抗高血压药、利尿剂、洋地黄、阿司匹林、四环素、氯霉素以及麻醉镇痛药等均可导致食欲缺乏。

（3）神经精神因素：神经性厌食、抑郁症、精神分裂症等均可导致食欲缺乏。抑郁时常伴食欲缺乏，情绪烦乱、厌烦或不愉快的情景等均可影响食欲。精神病患者可出现拒食。神经性食欲缺乏是一种具有厌食并伴随极度消瘦症状的精神紊乱，这种现象在青少年女性中最为常见。患者虽然体重并未超标，但始终为超重担忧，因此拼命让自己吃得更少。这种营养不良的状况通常会引发便秘、呕吐、低体温、低血压、月经不调等症状。

3. 食欲缺乏的诊断及鉴别诊断。

诊断食欲缺乏应详细询问病史，结合病情有选择地做辅助检查，了解食欲缺乏发生的缓急、持续的时间、有无进行性加重及其他临床表现。时间较长的食欲缺乏伴体重明显下降多由器质性病变引起，精神因素致食欲缺乏的诊断需首先排除器质性病变并结合精神科的检查。

（1）与畏食鉴别：畏食是由于各种原因（主要是疼痛）不敢进食，而不是不想进食。畏食可见于口腔炎症、扁桃体炎、扁桃体周围脓肿、咽炎等口咽部疾病，食管炎、食管癌等食管疾病，神经系统疾病以及肠缺血综合征、胰腺癌和慢性胰腺炎等。

（2）与拒食鉴别：拒食是指拒绝进食，常见于精神病患者。

4. 食欲缺乏的检查。

（1）体格检查：注意营养状况及精神状态。皮肤有无黄染、脱水、水肿、色素沉着，有无心脏增大，有无肝淤血，肝颈静脉回流征是否阳性；有无肝硬化、脾肿大及腹水，腹部有无压痛、反跳痛及肿块。

（2）实验室检查：血、尿、便常规，粪便细菌培养，生化常规，血沉，肝功检查，肾功能检查，必要时做结核感染相关检查、肿瘤标志物检测、内分泌检查、幽门螺杆菌检测等。

（3）影像学检查：超声、钡餐造影、钡灌肠造影、胃肠镜、CT、MRI 等。

【处理原则】

1. 病因治疗：针对引起食欲缺乏的病因进行治疗。治疗神经性食欲缺乏的手段包括心理疗法和心理咨询。患者通过静脉注射的方式补充营养或定时摄入高热量、高蛋白质的食物，同时还要大剂量补充维生素。引起食欲缺乏的病因复杂，相应的治疗也较为复杂。对于导致食欲缺乏的病因进行治疗应当是主要的治疗方法。

2. 对症治疗：助消化药如多酶片、乳酶生、复合维生素B、干酵母、健脾丸、山楂、鸡内金等以及促胃肠动力药如甲氧氯普胺、多潘立酮、西沙比利等可用于伴有胃肠道动力异常的患者。

3. 支持治疗：严重营养不良的患者可经静脉注射脂肪乳剂、氨基酸、维生素等，维持水、电解质和酸碱的平衡。

4. 生活饮食要点。

（1）忌食生冷食物。经常吃生冷食物、尤其是睡前吃生冷食物易导致胃寒，出现恶心、呕吐、食欲缺乏。

（2）忌酗酒吸烟。酒精可损伤舌头上的味蕾，酒精也可直接损伤胃黏膜。如果患有溃疡、慢性胃炎，酗酒会加重病情，甚至造成胃和十二指肠穿孔。吸烟对胃黏膜的危害并不小于饮酒，吸烟也会导致慢性胃炎。

（3）儿童缺锌初期表现为厌食、食欲减退，甚至不想吃饭。一旦出现由缺锌引起的厌食，除了补充食物，还应服用补锌药物。

（4）保持精神愉快。精神抑郁或过度紧张、疲劳容易造成幽门括约肌功能紊乱，造成胆汁返流而发生慢性胃炎。

（5）平时应多吃粗粮，忌食肥腻、不易消化的食物，不偏食、挑食。需要多吃含B族维生素的食物，如大豆、花生、动物肝脏和小麦胚芽等，以增加食欲。

5. 其他处理：对刻意减肥导致神经性厌食的患者，全科医生应引导其树立正确的审美观，使其明白过度消瘦有损于健康。

【转诊指征】

1. 对怀疑由严重器质性病变导致的食欲缺乏，应考虑会诊和转诊。

2. 诊断及治疗有难度者或无法根据症状确诊的患者应转至上级医院。

十六、腹痛

【概述】

　　腹痛是临床常见的症状，也是促使患者就诊的重要原因。腹痛多由腹内组织或器官受到某种强烈刺激或损伤造成，也可由胸部疾病及全身性疾病所致。此外，腹痛作为一种主观感觉，其性质和强度不仅受病变情况和刺激程度影响，而且受神经和心理等因素的影响，即患者对疼痛刺激的敏感性存在差异。相同病变的刺激在不同患者或同一患者的不同时期引起的腹痛在性质、强度及持续时间上有所不同。同时，婴幼儿和部分老年人的腹痛难以定位。腹痛的原因较多，病理生理机制复杂，涉及内科、外科、传染科、妇产科和儿科等的疾病。临床上一般将腹痛按起病缓急、病程长短分为急性腹痛和慢性腹痛。急性腹痛指数小时内起病的腹痛，慢性腹痛指持续超过三个月、连续或间断的腹部疼痛。

【病因】

　　1. 急性腹痛的病因。

　　（1）腹腔器官疾病。

　　1）腹腔器官急性炎症：其特点是腹痛起病并不急骤，但发展迅速。腹痛的主要部位与炎症器官神经感应相对，钝痛，呈持续性或间接性隐痛，伴有感染的全身表现及白细胞计数增加。腹腔器官急性炎症主要有急性胃肠炎、急性腐蚀性胃炎、急性胆囊炎、急性胰腺炎、急性阑尾炎、急性胆管炎等。

2）腹部器官急性穿孔或破裂：腹部器官急性穿孔或破裂的特点是起病急骤，迅速产生弥漫性腹膜炎，腹痛尖锐、剧烈、持续，腹膜刺激征明显，腹肌强直并有气腹征及转移性浊音，常合并休克。主要疾病包括胃及十二指肠溃疡穿孔、伤寒肠穿孔等。内脏急性出血的特点为起病急，多有腹部外伤，发病后疼痛较轻，腹膜刺激征不显著而多呈现失血性休克病症状，例如肝脏破裂、脾脏破裂、肾破裂、异位妊娠破裂等。

3）空腔器官急性梗阻或扭转：空腔器官急性梗阻或扭转的特点是起病急骤，呈阵发性绞痛，间歇性减轻，伴恶心、呕吐、腹胀等。腹部有明显压痛，伴有血液循环障碍，可出现腹膜刺激征、腹部肿块及休克等。主要疾病有胃黏膜脱垂症、急性肠梗阻、腹股沟疝嵌顿、肠套叠、胆道蛔虫病、胆石症、肾与输尿管结石、急性胃扭转、卵巢囊肿蒂扭转、大网膜扭转、肠扭转等。

4）器官急性血管性病变：器官急性血管性病变可由血管急性栓塞或血栓形成而导致急性缺血，其特点为腹中部持续性剧烈疼痛，阵发性加剧，伴呕吐，体征有腹部压痛、腹膜刺激征及肠麻痹征。主要疾病有肠系膜动脉急性阻塞、急性门静脉血栓形成、夹层腹主动脉瘤等。在临床，上述症状可以相互转化，变化不一，因此必须全面掌握患者的临床资料。对不易立即作出结论的病例，应严密观察并采取相应的治疗措施，切忌轻易使用镇痛剂、麻醉剂，以免造成实际疾病被掩盖而贻误病情。

（2）腹壁疾病：常见腹壁挫伤、腹壁脓肿及腹壁带状疱疹等。

（3）胸腔疾病所导致的腹部牵涉性疼痛：常见于胸膜炎、急性心肌梗死、急性心包炎、心绞痛、肺炎及肺梗死等，表现为上腹痛，应与急腹症相鉴别（表 16.1）。

表 16.1 胸腔疾病与上腹部急腹症的鉴别

	胸膜炎	急性心肌梗死	消化性溃疡穿孔	急性胰腺炎	急性胆囊炎
诱因	呼吸道感染	过度劳累、情绪紧张、饱餐等	饱餐	暴饮暴食	脂肪餐
上腹痛	持续性，胸痛一般与咳嗽和呼吸有关	持续性胸骨下痛	持续剧痛	持续剧痛	绞痛
放射痛	胸部及上腹	上肢、颈或下颌	向背部放射	胸、背部及下腹	右肩部
休克	偶见	常见	常见	出血性坏死性胰腺炎常见	罕见
既往史	—	心绞痛史	消化性溃疡疼痛史	嗜酒和胆囊疾病发作史	胆绞痛史
体征	胸部体征	心包摩擦音和心律不齐	腹肌强直（板样）	上腹明显压痛，有时强直	右季肋部压痛和腹肌痉挛

（4）全身性疾病及其他：全身性疾病伴腹痛常见于代谢性疾病（糖尿病酮症酸中毒、尿毒症）及中毒性疾病（铅中毒）、过敏性疾病（过敏性紫癜）、感染性疾病（皮肤带状疱疹）以及神经系统疾病（神经根痛）等。

1）糖尿病酮症酸中毒：是由于失水、电解质紊乱及代谢紊乱而出现的腹部痛，多呈全腹性，伴恶心、呕吐，有时甚至呈现腹部压痛和轻度肌紧张，白细胞计数增多，易与急腹症（如急性腹膜炎、阑尾炎、胆囊炎、肠梗阻等）相混淆。患者有多食、多饮、多尿等糖尿病表现，伴有失水、代谢性酸中毒导致的神志异常等，先有呕吐后有腹痛，而急性腹痛患者多先有腹痛后有呕吐。

2）尿毒症：尿毒症可表现为全腹痛，伴呕吐、腹胀与压痛，易与急性阑尾炎或腹膜炎相混淆。临床上可根据患者的肾脏病史、尿检异常及尿素氮、肌酐明显升高等辅助鉴别。

3）铅中毒：长期接触铅化合物者可患有慢性铅中毒，表现为顽固性便秘与腹痛。腹痛多呈脐周或脐下阵发性剧烈绞痛。检查腹壁柔软，无固定压痛点，常伴有精神、神经及贫血等征象，面色苍白，牙龈边缘可见蓝色铅线。

4）过敏性紫癜：多见于儿童与青少年，肠壁可能有黏膜下出血而导致阵发性绞痛，可伴有呕吐、腹泻、血便，腹壁无明确恒定的腹膜刺激征。患者常伴发皮疹，起初为荨麻疹或淡红色丘疹伴轻度搔痒，不久后呈现点状出血，多对称分布于四肢及臀部。

5）皮肤带状疱疹：一种病毒性感染性疾病，多表现为沿肋间神经支分布区的皮肤出现剧烈灼痛，无腹肌痉挛及腹膜刺激征。疱疹出现前先有全身不适、剧烈胸壁痛，后涉及背部和腹部。

2. 慢性腹痛：指起病缓慢、病程较长或急性发作后反复发作的腹痛，可持续数月甚至数年之久，临床极为常见。诊断时有困难，需仔细了解患者既往发作情况或手术史、腹痛部位、腹痛性质、伴随症状及诱发或缓解因素等并做相关检查。

（1）慢性炎症或溃疡性病变：慢性感染性炎症或慢性非感染性炎症导致内脏器官充血、水肿、局部张力增加或空腔器官局部肌肉痉挛而产生疼痛。其特点是起病缓慢或呈反复发作，疼痛部位常与器官疼痛部位特点相对应，程度较轻。实质性器官病变多呈现持续隐痛或钝痛，空腔器官病变常伴有阵发性加剧。与饮食相关的节律性疼痛，空腹时明显，进食后缓解，并可有夜间加剧的特点。空腔器官梗阻的疼痛多为绞痛。慢性感染性炎症患者常有急性感染史。主要疾病有胃及十二指肠溃疡、反流性食管炎、慢性胃炎、慢性胆囊炎、慢性胰腺炎、结核性腹膜炎、炎症性肠病等。

（2）肿瘤性病变：肿瘤迅速增长可导致内脏及器官包膜伸展、紧张或因浸润并压迫神经（特别是腹后壁神经丛）而引起疼痛。其特点是起病隐匿，呈进行性加重，同时有各器官相应功能异常，如肠道梗阻及恶性肿瘤表现为消瘦及肿瘤增长迅速等。

（3）内脏血供异常：由血管病变发展造成的慢性内脏血供不足，如肠系膜慢性缺血，其最初常表现为大量饮食后发生脐周压榨样疼痛，数月后发展为少量饮食亦可能触发，并常伴有腹泻等肠道症状，亚硝酸盐类药物可使疼痛缓解。

（4）内脏功能紊乱：尤其是胃肠功能紊乱，其特点为疼痛与精神因素有关，疼痛缺乏规律性，部位不定，病程长而一般情况良好，无器质性病变。主要疾病有非溃疡性消化不良、肝曲综合征和脾曲综合征等。

（5）内脏包膜的牵张：实质性器官因病变肿胀导致包膜张力增加而发生腹痛，如肝淤血、肝炎、肝脓肿、肝癌等。

（6）中毒与代谢：铅中毒、尿毒症等。

【诊断思路】

1. 病史。

（1）性别、年龄、职业等基本资料：婴幼儿腹痛多见于先天性消化道畸形、肠套叠和绞窄性疝；学龄前儿童则以蛔虫症、蛔虫性肠梗阻、嵌顿性疝多见；青壮年多见于急性阑尾炎、胃十二指肠溃疡或穿孔、急性胰腺炎、肾绞痛等；中老年则多为胆囊炎、胆结石、胃肠道肿瘤、血管性疾病；育龄期妇女需要考虑宫外孕、卵巢囊肿蒂扭转、黄体破裂的可能；有铅接触史者要考虑铅中毒引起的腹部绞痛。

（2）既往史：胃十二指肠穿孔往往有消化道溃疡病史，胆绞痛、肾绞痛、腹型癫痫等通常既往有类似发作史，上消化道出血可有肝病史，有心房颤动史者要考虑肠系膜栓塞等，部分机械性肠梗阻与腹部手术史或结核性腹膜炎史有关，有糖尿病史者可并发代谢性酸中毒而引起急性腹痛，有过敏史者要考虑腹部变态反应性腹痛（尤其是饮酒后）。

（3）月经史：对于女性患者应询问月经史，如有停经、腹痛伴休克，视考虑异位妊娠破裂。白带和月经异常提醒存在盆腔炎症。

（4）腹痛的特点。

1）起病时最先疼痛的部位或疼痛最明显的部位往往是腹内器官病变所在。如右上腹疼痛提示肝胆出现问题或结肠肝曲，中上腹及脐部疼痛涉及胃十二指肠、胰腺、小肠、肠系膜、腹主动脉与门静脉，左上腹疼痛常见于脾梗死、脾破裂，腰腹部疼痛涉及肾和输尿管，右下腹疼痛常为阑尾、回肠、卵巢和输卵管的病变；下腹部疼痛常见于盆腔炎、异位妊娠破裂、痛经等，左下腹疼痛多见于结肠、左侧嵌顿性腹股沟疝、卵巢、左侧输卵管等。但需要注意的是，在临床上也会遇到腹痛位置与病变部位不一致的情况。

根据腹痛部位鉴别疾病见表 16.2。

表 16.2　根据腹痛部位鉴别疾病

腹痛部位	疾病
右上腹部	肝脏：脓肿、肿瘤、肝炎、淤血、外伤 胆道：胆囊炎、胆管炎 结肠：梗阻、肿瘤 胸腔：胸膜炎、肺炎、肋间神经痛
右侧腹部	肾脏：结石、梗死、破裂、肿瘤 输尿管：结石、血块

续表

腹痛部位	疾病
右下腹部	阑尾：阑尾炎 肠道：炎症性肠病、憩室、疝气、肿瘤、子宫内膜异位、临产 盆腔：卵巢囊肿蒂扭转、异位妊娠 胰腺：炎症、肿瘤 血管：腹主动脉瘤、门静脉及肝静脉血栓 胸腔：心肌梗死、心包炎
上腹部	胃肠：溃疡、肿瘤、穿孔、梗阻 胰腺：炎症、肿瘤 血管：腹主动脉瘤、门静脉及肝静脉血栓 胸腔：心肌梗死、心包炎
中腹部	胰腺：炎症、肿瘤 胃、十二指肠：溃疡 小肠：炎症、梗阻
下腹部	盆腔：炎症、异位妊娠、痛经 膀胱：炎症、异物、结石
左上腹部	脾脏：梗死、破裂 结肠：梗阻、肿瘤 胸腔：心肌梗死、心包炎
左侧腹部	肾脏：结石、梗死、破裂、肿瘤、肾盂肾炎 输尿管：结石、血块
左下腹部	结肠：乙状结肠肿瘤、梗阻 附件：女性左侧卵巢和输尿管肿瘤、男性左侧精索曲张
弥漫性或部位不定	腹膜：腹膜炎 肠道：穿孔、梗阻、缺血 网膜：大网膜扭转 代谢：尿毒症、卟啉病、酮症、低钙 中毒：铅中毒、铊中毒 神经：癫痫

2）持续性腹痛多提示腹腔内炎症和出血，如急性阑尾炎、胃及十二指肠溃疡穿孔等。阵发性绞痛多为空腔器官梗阻或痉挛所致，如胆囊结石、胆道蛔虫、肠套叠等。持续性腹痛伴阵发性加重提示炎症与梗阻并存。阵发性剑突下钻顶样疼痛是胆道蛔虫

症的典型表现。持续、广泛的剧烈疼痛伴腹壁肌紧张或板样强直提示急性弥漫性腹膜炎。

2. 体格检查。

（1）全身情况的检查：应对患者的一般情况进行了解，包括患者的神志、体温、脉搏、呼吸、血压、皮肤、表情、体位、面容等。这对于初步估计疾病的性质及其严重程度，并决定是否要紧急处理极为重要。如急性腹膜炎患者多静卧不安或呻吟，发作间隙又如常人；肝、脾破裂和异位妊娠破裂出血者表情淡漠、面色苍白、冷汗淋漓；患者神志模糊、谵妄、黄疸、高热，提示急性化脓性胆管炎。

（2）腹部检查。

1）视诊：观察腹部外形、肠型、肠蠕动、有无腹壁静脉曲张、有无皮疹、腹股沟有无包块等。腹式呼吸减弱或消失，提示存在腹膜炎；肠型、肠蠕动波存在，提示有肠梗阻或肠麻痹的可能；局部隆起可能是腹部肿瘤或卵巢囊肿蒂扭转等疾病。

2）触诊：患者平卧屈膝，让其先指出腹痛最显著的位置，然后进行触诊，先从无痛区开始，由远及近，最后接近可疑部位，注意压痛、反跳痛和肌紧张的范围、程度及最显著的部位。出现广泛腹膜刺激征时，压痛最明显处常是原发灶所在。

3）叩诊：急性胃扩张或胃肠胀气时，叩诊呈鼓音。移动性浊音反映腹腔内有游离液体，为腹腔内出血、腹水、空腔器官穿孔内容物外溢或腹膜炎渗出液较多。肝浊音界消失提示胃肠穿孔，但需与肺气肿或肠腔高度扩张充气区别，有时需要辅以 X 线检查鉴别。

4）听诊：肠鸣音亢进常为急性肠炎或机械性肠梗阻的表现，如听到气过水声或金属音，则肠梗阻的可能性大。机械性肠梗阻时，若肠鸣音由亢进转为减弱或消失，提示肠管绞窄或坏死。肠鸣音减弱或消失提示肠麻痹，常见于腹膜炎或低钾血症。幽门梗

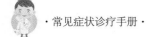

阻或急性胃扩张可有振水音。

5）其他：有便血症状，考虑肠梗阻或怀疑下腹部和盆腔病变时，需做直肠指检。直肠子宫陷凹饱满、宫颈举痛可能提示宫外孕破裂等。右侧陷凹触痛或扪及包块，提示阑尾炎或盆腔炎。腹股沟部位是疝气的好发部位，检查时不可忽略。

腹痛的诊疗流程见图 16.1。不同腹部疾病的治疗方法见图 16.2。

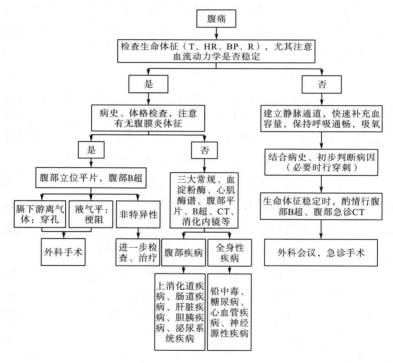

图 16.1　腹痛的诊疗流程

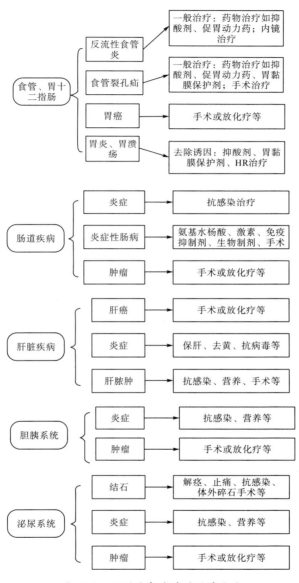

图 16.2　不同腹部疾病的治疗方法

【处理原则】

1. 病因治疗：在明确腹痛的病因时，可针对病因进行治疗，必要时可使用阿托品、山莨菪碱、哌替啶等缓解腹痛的药物；同时抗感染、防止休克、维持水电解质和酸碱平衡。

2. 病因未明确的腹痛，应密切观察病情变化，包括观察症状的变化，定时复查体征，观察其变化和发展趋势、生命体征的变化等。不宜盲目止痛，尤其不能使用哌替啶等中枢性镇痛药物，对老年人更不能使用。

3. 基层医生应及早发现需要紧急手术的急腹症患者，尽早转诊，以免延误诊疗。

【转诊指征】

1. 急腹症必须立即转诊。

2. 慢性腹痛病因不明者应及早转诊。

3. 腹痛经一般对症治疗 6 小时无明显缓解者应及时转诊。

十七、腹部肿块

【概述】

　　腹部肿块是腹部常见的体征之一。腹部包括腹壁、腹腔和腹膜后的器官和组织，由肿瘤、炎症、畸形、外伤、囊样改变或异物等原因而发生肿大、膨胀、增生、粘连或移位等形成的病理性肿物均可称为腹部肿块，一般不包括正常或生理性腹部肿块。腹部肿块多来自腹腔内病变，少数来自腹壁和腹膜后病变。

【病因】

　　1. 炎性肿块：病毒性肝炎、肝囊肿、阑尾周围脓肿、胆囊积脓、回盲部积脓、克罗恩病等。

　　2. 肿瘤性肿块：肝癌、胃癌、结肠癌、子宫肌瘤、肾癌等。

　　3. 寄生虫肿块：蛔虫性肿块、肝棘球蚴病等。

　　4. 先天性畸形、囊肿或器官移位：多囊肝、先天性胆总管囊肿、游走脾、卵巢囊肿等。

　　5. 外伤性肿块：假性胰腺囊肿、脾包膜下出血、肠系膜肿块等。

　　6. 其他：脂肪肝、肝糖原累积症、腹壁疝、腹部纤维瘤、脂肪瘤等。

【诊断思路】

1. 病史。

（1）年龄、性别等一般资料：对自幼发生的腹部肿块应考虑先天发育畸形，如先天性幽门肥厚症、巨结肠、畸胎瘤等；儿童时期多为先天性胆总管囊肿、肠套叠、蛔虫性梗阻等；青少年常见于肠系膜淋巴结核、淋巴肿瘤；老年人的腹部肿块要警惕恶性肿瘤；成年女性下腹部肿块应首先排除妊娠、卵巢囊肿与子宫肌瘤等。

（2）肿块伴随症状。

1）发热：发现肿块时伴有高热、腹痛多提示为炎性肿块。慢性结核性病变常有低热。

2）呕吐：呕吐物含胆汁，提示病变位于十二指肠乳头以远；如无胆汁，肿块可能在幽门附近，伴幽门梗阻。频繁呕吐伴有腹胀腹痛、肛门排气排便减少，提示肠梗阻。

3）腹痛：肿块伴有腹痛、呕吐、腹胀者，提示机械性肠梗阻；伴有间歇性阵发性腹痛、腹胀、腹泻或便秘等，提示肠道肿瘤或克罗恩病；下腹绞痛常由卵巢囊肿蒂扭转所致；疼痛向右肩背部放射，提示肝胆疾病；疼痛持续固定，向背部放射，提示肿块浸润后腹膜，如胰腺肿瘤或消化性溃疡后壁穿孔等。

4）黄疸：肿块伴黄疸者，提示肝胆或胰头疾病；如同时有贫血、脾大，可能为溶血性疾病；黄疸进行性加重，且扪及无压痛性肿大的胆囊，常提示胰头癌；胆囊肿大有发热、间歇性黄疸、右上腹疼痛并向右肩部放射，多见于胆囊结石。

5）呕血：病变多在胃、十二指肠或胆管。

6）便血：肿块伴有柏油便，提示上消化道肿瘤；有黏液血便或鲜血样便者应注意结肠或直肠肿瘤。

7）膀胱刺激征：肿块伴尿急、尿频、尿血者，可能为泌尿系疾病，如膀胱肿瘤、肾积脓等。

8）腹水：肿块伴腹水者多为结核性肿块、腹腔肿瘤。

9）闭经、阴道出血：肿块位于下腹、盆腔，同时伴有闭经或阴道出血者，常提示妇科疾病，如子宫或卵巢病变。

10）消瘦：肿块伴有消瘦者，提示为结核性、克罗恩病或恶性肿瘤。

11）右心衰竭患者，肝大伴压痛，多为肝淤血。

2. 体格检查。

（1）全身情况：了解全身情况与腹部肿块的关系，有助于明确诊断。

1）消瘦、贫血和腹水多，提示恶性肿瘤。

2）左锁骨上淋巴结肿大，多提示消化道肿瘤和妇科肿瘤远处转移。

3）黄疸是肝胆胰系统肿块的重要标志。

4）全身浅表淋巴结肿大伴低热等，应考虑淋巴瘤和霍奇金病。

（2）腹部特征。

1）腹部肿块触诊：正常腹部可触及的结构包括腹直肌肌腹及腱划、腰椎椎体及椎骨岬、乙状结肠粪块、横结肠、盲肠。

异常包块：触诊时应注意其部位、大小、形态、质地、压痛、搏动、移动度等。

首先应明确肿块在腹壁、腹腔还是腹膜后。

可通过抬头屏气试验区分腹壁和腹腔肿块。嘱患者仰卧，用力屏气，让患者抬头，使腹肌紧张后进行腹部触诊，如肿块在腹腔则触摸不清，而腹壁肿块则可以轻易触及，且不随呼吸移动。

可采用肘膝俯卧位检查法区别腹腔或腹膜后肿块。让患者取肘膝位，如扪及肿块可活动，比仰卧位更清楚，且有下坠感，说明肿块位于腹腔内。如肿块不比仰卧位清楚，比较固定，亦无下坠感，常为腹膜后肿块。

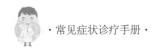

其次，确定肿块在腹部的体表区域。

由于腹腔内各器官的位置比较固定，腹部特定区域的肿块一般来源于该区的器官病变，如右上腹肿块通常为肝大、胆囊肿大、右肾肿大或肝曲结肠癌；左上腹肿块通常脾脏大、左肾肿大、胰尾和结肠肿块；中上腹肿块则可能为胃部胰腺肿块、肝右叶肿瘤、腹主动脉瘤等；脐周肿块涉及肠系膜、大网膜、小肠、横结肠、脐疝等；右下腹肿块则可能是阑尾肿块、回盲部肿块、右卵巢肿块等；左下腹肿块则可能涉及乙状结肠或左卵巢；中下腹肿块可能为膀胱、子宫或白线疝。但临床上仍有不少例外，如巨大子宫肌瘤或卵巢囊肿可能达到或超过脐水平。

最后，判断肿块的大小、数目、形状和质地。

腹部的体表区域见图 17.1。

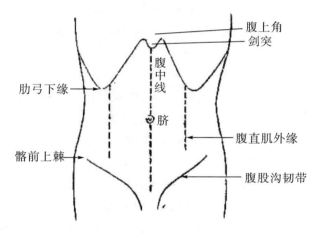

图 17.1　腹部的体表区域

巨大的肿块多发生在肝脏、脾脏、胰腺、卵巢、肾脏、子宫等，以囊肿多见。肿块大小不定，甚至可消失，可能为充气的肠曲。腹股沟区肿块，卧隐立现多为疝。腹腔内多发而散在、互相粘连的肿块，常见于肠系膜淋巴结结核、腹腔结核或转移癌等。

边界清楚，表面光滑、柔软，活动度佳的肿块，多为囊肿、良性肿瘤；肿块大而表面不规则或呈结节状，边界较清，质地较硬，活动度差，多见于恶性肿瘤，少见于炎性肿块。

炎症肿块常有腹肌紧张、压痛、发热、外周血白细胞计数增多。肿块位于肝、脾、胆、肾、胃、横结肠、大网膜者可以随呼吸运动而活动，小肠和肠系膜肿块可以随体位左右移动，活动度较大。

2）腹部叩诊：可以鉴别膨胀的胃肠肿块和实质器官的肿块，亦可以鉴别实质性肿块与空腔器官的前后毗邻关系，合并腹水者移动性浊音为阳性（腹水量在 1000mL 以上）。叩诊呈鼓音常提示为膨大的空腔器官，如巨结肠等。

3）腹部听诊：可以了解肠道有无梗阻情况，如肿块致肠道梗阻可以闻及肠鸣音亢进；可了解肿块有无肠鸣音、血管搏动及血管杂音。腹主动脉瘤可听到血管杂音，因肿块压迫邻近较大的动脉，导致血管腔狭窄时，也可听到血管收缩期杂音。

腹部肿块的诊断见图 17.2。

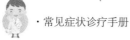

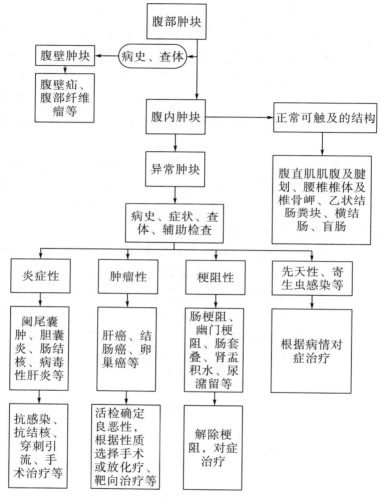

图 17.2　腹部肿块的诊断

【处理原则】

　　腹部肿块是临床常见的症状与体征，可由多种疾病引起。因此，在遇到腹部肿块患者时，应积极寻找引起肿块的原发病，只有针对原发病进行治疗，肿块才可能缩小或消退。

1. 对于炎性肿块，如阑尾脓肿、腹腔内结核性肿块、肿大的淋巴结等，应积极抗感染治疗。经抗感染治疗后，患者疼痛或压痛减轻或消失，肿块缩小或消失，则炎性包块的诊断一般可确立；反之，应考虑由其他原因所致的包块。若形成脓肿，则应根据情况选择穿刺抽脓、置管引流，必要时手术切开。

2. 除炎性肿块，对怀疑为肿瘤性肿块者，若有可能应做肿块细针穿刺术，进行细胞学检查。一旦确诊为肿瘤，只要有手术治疗的适应证，应及时手术治疗。

3. 对于各种疾病所致的腹腔内实质性肿块，只要诊断基本明确，有手术指征或肿块已造成肠梗阻，应手术治疗或手术探查。

4. 损伤性肿块：小血肿无继续出血倾向者，通常保守治疗，肝、脾破裂，损伤性动脉瘤应手术治疗。

5. 其他肿块：对于胰腺假性囊肿，早期的小囊肿可保守治疗，后期的大囊肿应手术治疗。对于内脏下垂，应保守治疗，若影响功能，则应手术治疗等。

【转诊原则】

1. 炎性肿块经治疗不能缓解者。

2. 怀疑肿块由肿瘤、梗阻引起，需要进一步治疗者。

3. 病因不明，需要进一步确诊者。

十八、腹泻

【概述】

腹泻是一种常见症状，是指排便次数明显超过平日习惯的频率，粪质稀薄，水分增加，或含未消化食物或脓血、黏液。腹泻常伴有排便急迫感、肛门不 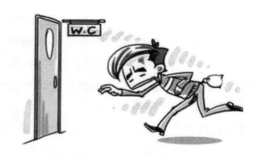 适、失禁等症状。若进入结肠的液体量超过结肠的吸收能力，或者结肠的吸收容量减少，就会导致粪便中水分排出量增加，产生腹泻，如解液状便、每日 3 次以上，或每天粪便总量大于 200 克，其中粪便含水大于 80％则可认为是腹泻。按病程长短，可将腹泻分为急性腹泻和慢性腹泻两类。急性腹泻发病急剧，病程为 2～3 周，大多由感染引起；慢性腹泻指病程在一个月以上或间歇期在 2～4 周内的复发性腹泻，发病原因更为复杂，可由感染性或非感染性因素所致。

【病因】

1. 急性腹泻：病程一般不超过 3 周，临床表现是排便次数增多，并呈不同程度的稀便，往往伴有肠痉挛所致的腹痛，常见病因是感染和药物。肠黏膜分泌旺盛、水分吸收减少或不吸收及肠蠕动亢进是急性腹泻的主要发病原理。

（1）细菌性食物中毒：为临床最常见的一种急性胃肠病，多由进食被细菌或其毒素污染的食物所致，往往有同席多人或统一集体发病的流行特点，急性呕吐与腹泻是主要的临床表现，如沙门菌属性食物中毒、金黄色葡萄球菌性食物中毒等。

（2）肠道感染：包括由病毒、细菌、真菌、原虫等感染所引起的肠炎及急性出血性坏死性肠炎、克罗恩病或溃疡性结肠炎急性发作、急性肠道缺血等疾病。常见有病毒性肠炎、急性细菌性痢疾、霍乱、念珠球菌性肠炎、急性阿米巴痢疾等。此外，亦可因使用抗生素而导致抗生素相关性小肠炎、结肠炎。

（3）急性中毒：包括植物类急性中毒、动物类急性中毒、药物刺激及毒性反应、化学毒剂急性中毒等。患者有毒物接触史及消化系统症状，如服用河豚、鱼胆及化学药物如磷、铅、汞等引起的腹泻。

（4）全身性感染：败血症、脊髓灰质炎、急性病毒性肝炎、大叶性肺炎、回归热、伤寒或副伤寒、钩端螺旋体病等急性全身感染，在病程中（尤其是在早期）可发生轻度乃至中度的腹泻，粪便呈糊状或水样便，但无脓血或黏液等成分，也不伴有腹痛。

（5）其他：变态反应性肠炎是指某些健康者进食普通人能耐受的食物后出现的急性胃肠症状，表现为呕吐、腹痛与腹泻，常伴有荨麻疹、偏头痛样头痛、血管神经性水肿等。引起变态反应性胃肠病的食物很多，常见的有虾、蟹、海鱼、乳类、蛋类等，其发病与个人体质密切相关。

2. 慢性腹泻：主要指病程在 4 周以上（常超过 6~8 周）或间歇在 2~4 周内的反复性腹泻，可由慢性消化系统疾病、消化系统以外的慢性病变以及其他原因引起。

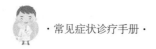

（1）消化系统疾病。

1）肠源性慢性腹泻：主要包括肠道感染（如肠结核、慢性细菌性痢疾、血吸虫病等）、肠道非感染性疾病（如克罗恩病、溃疡性结肠炎、结肠多发性息肉等）和肠道肿瘤（直肠恶性肿瘤等）。

2）胃源性慢性腹泻：起源于各种原因，如萎缩性胃炎、胃癌、恶性贫血、胃切除术后等导致的胃酸缺乏等。主要表现为腐败性消化不良、每日粪便增多（多在每日晨起或餐后），常无肠绞痛。粪便呈深褐色，带泡沫，糊状便多于水样便，具有刺激的恶臭。

3）胰源性慢性腹泻：由胰液分泌不足或缺乏引起的肠道消化不良导致的腹泻，常表现为脂肪泻，多见于慢性胰腺炎、胰腺癌晚期、囊性纤维化等。

4）肝胆疾病：主要表现为脂肪的消化和吸收不良，可由重症肝脏病、长期阻塞性黄疸及胆汁形成减少或引流不畅所致。胆汁缺乏可使肠吸收脂肪发生障碍，常见于肝硬化、胆汁淤积性黄疸、慢性胆囊炎等。

（2）全身性疾病：内分泌疾病、代谢障碍疾病（甲状腺功能亢进、糖尿病、电解质紊乱、酸碱平衡失调等）、尿毒症、糙皮病、食物过敏等。

【诊断思路】

1. 病史。

首先明确患者所述的"腹泻"是指什么情况，其正常排便的情况与现在的情况有什么区别。了解其大便的性状、频率以及一些相关症状，如腹痛、全身表现（发热等）十分重要，要重视流行病学调查。对于急性腹泻，对腹泻开始前 24 小时在哪里进食，吃过什么食物，是否有其他人有相似症状，近期是否有海外旅行史，去了哪里，便中是否有血或黏液，是否有发热、乏力或其他症状等的问询至关重要。急性细菌性痢疾常可证实有痢疾接触史；集体暴发或同席多人短期内先后发生的腹泻，多由细菌性食物中毒、化学药物中毒或其他食物中毒引起；在大手术后特别是腹部大手术后或接受长期广谱抗生素治疗者突然发生的严重腹泻，需考虑金黄色葡萄球菌性肠炎与假膜性肠炎；慢性腹泻原因复杂，要注重询问便中是否有血或黏液，是否有腹痛，排便或排气后是否有所好转，近期是否做过腹部手术，正在服用什么药物等。许多慢性消化系统疾病患者以腹泻为主诉，但在同一疾病中，有些患者仅有腹泻轻微或无腹泻，而以其他症状为主诉，如原发性吸收不良综合征通常的主诉是排便次数增多与水样稀便，而有些患者仅以手足抽搐为主诉。

（1）粪便量及性质：急性腹泻可分为水样泻和痢疾样泻。水样泻时肠黏膜可无破坏，不含血或脓，可不伴里急后重，腹痛较轻，常由细菌毒素引起；痢疾样泻提示肠黏膜有破坏，有脓血便，常伴有里急后重与腹绞痛，可见于细菌性痢疾、阿米巴肠病等。呈恶臭的血样便，应注意急性出血性坏死性肠炎、阿米巴痢疾、结直肠癌，伴有重症毒血症症状与剧烈肠绞痛者需尤其注意。在慢性腹泻中，粪便量多、颜色浅淡、外观不见黏液，多见于原发性吸收不良综合征。

（2）伴随症状：伴有荨麻疹、血管神经性水肿与血中嗜酸性粒细胞增多的急性腹泻常合并变态反应性胃肠病。以发热起病的急性腹泻考虑急性全身感染。泔水样便可见于霍乱以及急性砷中毒，但后者伴有剧烈的肠绞痛。在慢性腹泻中，腹泻伴有痉挛性下腹痛常见于结肠疾病，患者排便后腹痛往往减轻或消失；当小肠病变时，疼痛常在脐周或右下腹，腹泻后腹痛往往不见缓解；里急后重提示直肠与乙状结肠疾病；腹泻伴有发作性肠绞痛、局限性腹胀与肠蠕动亢进，提示不完全性肠梗阻，需注意肠结核、结肠癌等。

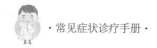

2. 体格检查。

体格检查的范围取决于疾病的性质。如果起病急、腹泻量大，同时伴有呕吐，尤其是儿童患者，需做全身检查以评估体液、电解质及营养的缺失程度。婴幼儿发生严重腹泻时有生命危险，应详细评估体液及电解质的丢失情况。慢性腹泻并有营养不良的患者也应当评估全身营养及电解质情况，如有无脱水、水肿，此外还需要观察是否有肌无力的现象。检查重点应放在腹部、直肠及皮肤。如有无口角炎、舌炎、皮肤是否苍白；甲状腺是否肿大，有无杂音及震颤；腹部有无包块、压痛、腹肌紧张，肠鸣音是否亢进，有无腹水等。

急性腹泻患者的评估（WGO-OMGE 实践指南）见表 18.1。

表 18.1　急性腹泻患者的评估（WGO-OMGE 实践指南）

无脱水	轻度脱水（≥2 个体征）	重度脱水（≥2 个体征）
清醒	烦躁不安或易激怒	嗜睡或昏睡
无凹眼	凹眼	凹眼
正常饮水	急切饮水	少饮水或不饮水
皮肤皱褶立即平复	皮肤皱褶平复	皮肤皱褶平复

【处理原则】

1. 病因治疗。

（1）抗感染治疗：根据不同病因选用相应的抗生素、抗病毒药物等进行治疗。

（2）其他：如乳糖不耐受症不宜用乳制品，成人乳糜泻应禁食麦类制品，慢性胰腺炎可补充多种消化酶，药物相关性腹泻应立即停用有关药物。

2. 对症治疗。

（1）成人及儿童一般需要口服补液。如果存在循环休克前期的表现，则需要静脉补液以纠正水、电解质、酸碱平衡紊乱和营养失衡。口服补液包括钾、钠及糖，适合轻至重度脱水的患者，成人24小时内需补充2～3L。此外可酌情补充维生素、氨基酸、脂肪乳等营养物质。

（2）黏膜保护剂：双八面体蒙脱石、硫糖铝等。

（3）微生态制剂：如双歧杆菌可以调节肠道菌群。

（4）止泻剂：根据具体情况选用相应的止泻剂。

（5）其他：溴丙胺太林、阿托品等具有解痉作用，但青光眼、前列腺肥大、严重炎症性肠病患者慎用。

3．急性胃肠炎的治疗。

（1）注意休息，多饮水，进食清淡、易消化的流质和半流质食物。呕吐严重者应静脉补充水、电解质和营养。

（2）口服抗菌药物控制感染，可选用庆大霉素、喹诺酮类药物、磺胺类药物等。

（3）发热严重者给予降温处理，腹痛严重者给予解痉、镇痛药物。

（4）如果发现患者数量较多，且在同一食堂进餐，则应留取呕吐物、粪便以备检查，同时报告疾控部门。

【转诊原则】

1．腹痛严重、脱水、酸中毒、休克、多器官衰竭的患者，应及时转诊。

2．诊断困难的患者，应及时转诊。

3．怀疑为溃疡性结肠炎、克罗恩病的患者，需转上级医院进行确诊。

4．怀疑为肿瘤引起的腹泻患者，应及时转诊。

5．怀疑为传染病的患者，应转至传染病医院诊治。

十九、便秘

【概述】

便秘主要是指排便次数减少、粪便量减少、粪便干结、排便费力等。必须结合粪便的性状、平时排便的习惯和排便有无困难作出有无便秘的判断。便秘如超过 12 周即为慢性便秘。

【病因】

1. 器质性病因。

（1）肠管器质性病变：肿瘤、炎症或其他原因引起的肠腔狭窄或梗阻。

（2）直肠、肛门病变：直肠内脱垂、痔疮、直肠前膨出、耻骨直肠肌肥厚、耻骨直肠肌分离、盆底病等。

（3）全身性疾病使腓肠肌松弛、排便无力：糖尿病、甲状腺功能低下等。此外，卟啉病及铅中毒引起的腓肠肌痉挛亦可导致便秘。

（4）神经系统疾病：中枢性脑部疾病、脑卒中、多发性硬化、脊髓损伤以及周围神经病变等。

（5）药物性因素：铁剂、阿片类药物、抗抑郁药、抗帕金森病药物、钙通道拮抗剂、利尿剂以及抗组胺药等。

2. 功能性病因。

（1）进食量少或食物缺乏纤维素或水分不足，对结肠运动的刺激减少。

（2）工作紧张、生活节奏过快、精神因素等干扰了正常的排便习惯。

（3）腹肌及盆腔肌张力不足，排便推动力不足，难以将粪便排出体外。

（4）滥用泻药，形成药物依赖。

（5）老年体弱、活动过少、肠痉挛等导致排便困难，或结肠冗长所致。

【诊断思路】

1. 病史。

首先应确定是否为便秘，并不是每日排便才算正常。再询问粪便的黏稠度、排便频率、排便时是否存在不适、有无疼痛、是否存在便血或黏液。

2. 体格检查。

重要的检查包括腹部触诊及直肠检查。触诊可发现肿瘤团块、粪块阻塞或有触痛的痉挛性结肠。

【处理原则】

治疗的目的是缓解症状，恢复正常的肠动力和排便功能。

1. 一般治疗：若为习惯性便秘，应建议患者调整饮食，晨起后多饮水、菜汁、水果汁或蜂蜜，多吃富含纤维的蔬菜水果，养成良好的排便习惯。平时应进行适量的体育活动，注意劳逸结合。

2. 急性便秘者，多因肠道发生梗阻所致，主要针对病因进行治疗。若患者有腹胀、腹痛等症状，可采用温水灌肠治疗。若为病理性梗阻，则应手术治疗。

3. 便秘如因肛门、直肠附近病变所致，如肛裂、肛瘘等，应积极治疗这些疾病，并同时采取软化大便或肛门给药的方法使大便排出。

4. 药物治疗。

（1）泻药：刺激性泻药（大黄、番泻叶、蓖麻油）、盐性泻药（硫酸铝）、渗透性泻药（甘露醇、乳果糖等）、膨胀性泻药（甲基纤维素、聚乙二醇等）、润滑性泻药（液体石蜡、甘油）等。可根据便秘的轻重有针对性地选择。慢性腹泻可以选择膨胀性泻药，仅在必要时用刺激性泻药，不可长期服用；急性便秘可选择盐性泻药、刺激性泻药及润滑性泻药，但使用时间不宜超过一周。

（2）促胃肠动力药：常用莫沙必利、伊托必利。

5. 若便秘时间较长，甚至超过一年，或反复间断发生，应考虑直肠肿瘤的可能，尽早转诊，以便进一步检查。

6. 其他治疗：心理精神治疗、生物反馈、手术治疗等。

二十、呕血、黑便

【概述】

呕血是十二指肠悬韧带以上的消化器官，包括食管、胃、十二指肠、胰腺、胆道以及胃空肠吻合术后的上段空肠等部位的病变所引起的出血的特有症状，是上消化道出血的直接证据。呕血常伴有黑便，严重时还有急性周围循环衰竭。呕血一般呈棕褐色或咖啡色，黑便多呈柏油状；如出血量大，或血在胃内停留时间短，则可呕出暗红甚至鲜红色血液，或伴有血块；出血量多、速度快，血在肠道内停留时间短，则可解出暗红或偏鲜红色的血便。有呕血者提示病变通常在上消化道，一般都伴有黑便，但有个别患者在呕血早期可无黑便。

【病因】

呕血、便血常由消化道本身的炎症、机械性损伤、血管病变、肿瘤等原因导致，也可由全身性疾病累及消化道所致。

1. 消化系统疾病。

（1）食管疾病。

1）食管癌：晚期表现为呕血和持续性胸痛，可放射至背部，伴有胸骨后饱胀感、严重的吞咽困难、恶心、呕吐、夜间反流和误吸、血痰、发热、打嗝、咽痛、黑便等。

2）食管损伤：摄入腐蚀性的酸碱类物质可导致食管损伤，伴有血样或咖啡渣样呕吐物，以及上腹部和胸骨后疼痛，吞咽时加重。当摄入碱性药物时，咽部黏膜可出现泡沫样分泌物，黏膜发灰、水肿。吞咽困难、流涎和发热可于 3~4 周内发生或随瘢痕形成而加重。

3）食管破裂：呕血的严重程度取决于破裂的原因。当器械损伤食管时，呕血通常较轻微。

4）反流性食管炎、食管憩室、门静脉高压所致的食管静脉曲张破裂。

（2）胃及十二指肠疾病。

1）消化性溃疡（最为常见）：消化性溃疡穿透动脉、静脉或富含血管的组织可引起呕血。当动脉被穿透时，可引起威胁生命的大出血，伴有黑便、便血、寒战、发热、休克和脱水的表现（如心动过速、低血压、皮肤血管充盈差以及口渴）。多数患者有恶心、呕吐、上腹部疼痛等病史，进食或服用抗酸药物后缓解。部分患者有饮用咖啡、酗酒或应用非甾体类药物史。

2）急性胃炎：最常见的表现为呕血和黑便，偶有上腹部不适、恶心、发热。大量血液丢失可引起休克。典型的患者有酗酒史、应用阿司匹林或其他非甾体类药物史。胃炎也可以由幽门螺杆菌感染引起。

3）胃癌：患者往往以上腹部不适起病，随后出现厌食、轻度恶心、慢性消化不良，服用抗酸药物后减轻，进食后加重。晚期可有呕吐，呕吐物呈鲜红或暗红色，同时可有乏力、体重降低、饱胀感、黑便、排便习惯改变、营养不良（如肌萎缩和皮肤干燥）。

4）胃泌素瘤，少见急性胃扩张、胃扭转等。

2. 上消化道邻近器官或组织疾病：胆道结石、胆囊癌、胆管癌等出血均可造成大量血液流入十二指肠导致呕血，此外还有急/慢性胰腺炎、主动脉瘤破入食管等。

3. 全身性疾病：白血病、再生障碍性贫血及血小板减少性紫癜、流行性出血热、败血症、系统性红斑狼疮、尿毒症等。急性脑血管疾病导致的应激性溃疡等也可能导致呕血。

【诊断思路】

呕血的原因甚多，但以消化性溃疡最为常见，其次为食管或胃底静脉曲张破裂出血，再次为急性糜烂性胃炎、出血性胃炎及胃癌。因此在考虑呕血病因时，应优先考虑以上疾病。

1. 排除非消化道出血。

注意鉴别因鼻出血、拔牙、扁桃体切除咽下血液导致呕血的情况，排除因口服铋剂、血液制品或某些中药而造成的粪便发黑。

2. 病史及临床表现。

消化性溃疡患者 80%～90% 都有慢性、周期性、节律性的上腹疼痛或不适病史；有服用非甾体类抗炎药或肾上腺皮质激素类药物史者多为急性胃黏膜病变；慢性肝炎病史伴有肝掌、蜘蛛痣、腹壁静脉曲张、腹水等多为门脉高压伴食管胃底静脉曲张破裂所致；中老年患者持续上腹部不适，伴厌食、消瘦者应考虑胃癌；中老年患者不明原因的肠梗阻及便血，应考虑结肠肿瘤。黄疸、腹痛、发热伴消化道出血时，不能排除胆源性出血。便后滴血提示肛管或肛门附件出血，鲜红血便或血液附着在成型粪便表面提示肛门、直肠下段、左半结肠出血；右半结肠出血时，血液常与粪便均匀混合，呈酱紫色；若消化道出血量较大，则可能是食管或胃底静脉曲张出血。

3. 伴随症状。

便血若伴有皮肤、黏膜或其他器官出血者，需考虑是否为全身性疾病的局部表现，如各类紫癜、白血病、再生障碍性贫血等血液系统疾病；系统性红斑狼疮、多发性结节性动脉炎等各种血管炎均可引起肠黏膜缺血和溃疡，导致黑便。

急性上消化道出血的诊疗流程见图 20.1。

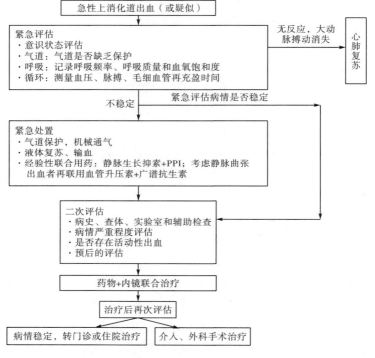

图 20.1 急性上消化道出血的诊疗流程

【处理原则】

1. 一般治疗：大出血患者宜取平卧位并将下肢抬高，头侧位，以免大量呕血时血液反流造成窒息，必要时吸氧、禁食。少量出血者可适当进流食。肝病患者忌用吗啡、巴比妥类药物。应加强护理，记录血压、脉搏、出血量及每小时尿量，保持静脉通路，必要时进行中心静脉压测定和心电图监护。

2. 病因治疗：溃疡病及胃炎患者如出血量大，应转至上级医院做急诊胃镜止血；肝硬化食管底静脉曲张破裂出血、胃或肝的肿瘤并发出血，宜送上级医院诊治；物理、化学损伤及全身性疾病伴出血的患者亦应转至上级医院处理。

【转诊原则】

1. 大出血出现下列情况之一时，需要及时转诊输血：

（1）体位改变时出现头晕、心悸、血压下降。

（2）失血性休克。

（3）血红蛋白低于 70g/L 或血细胞比容低于 25%。

2. 所有的上消化道大出血患者均应及时转诊。

3. 怀疑消化道肿瘤、食管或胃底静脉曲张破裂、血液病、急性传染性疾病及物理、化学损伤所致的出血时，应积极转诊。

呕血患者在转诊途中应给予抗休克治疗，并由有抢救资质的医疗机构负责转运。

二十一、便血

【概述】

血液从肛门排出，粪便颜色呈鲜红色、暗红色或柏油样（黑便），均称为便血。便血多见于下消化道出血，特别是结肠与直肠病变的出血，但亦可见于上消化道出血。出血量少，且血液已与粪便混合，无肉眼可见的改变，须经隐血试验才能检出者，称为隐血便。伴随症状有肛门及肛周病变，便血鲜红，肛门疼痛难忍，或肿胀有痔核，或伴有肛裂。上消化道疾病导致的呕血一般都伴有黑便，出血量大、速度快时可以有便血。下消化道疾病根据出血的原发病不同，伴随症状表现不一。

【诊断思路】

1. 便血的诊断要点。

（1）患者的性别和年龄。

（2）便血的性状、颜色、出血量，以及出血方式。

（3）便血的并发症状。

（4）便血的发生发展过程。

2. 年龄和便血的关系。

儿童便血多由肠息肉引起，血色鲜红，无痛，血与大便不混合，也可见于细菌性痢疾、肠套叠、血液系统疾病等。成年人便血多由痔疮、肛瘘、肛裂、肠息肉、肠癌、炎症性肠病等引起。50 岁以上原因不明的肠梗阻及便血应考虑结肠肿瘤；60 岁以上有冠心病、心房颤动病史的腹痛及便血者，缺血性肠病的可能性大。

3. 依据出血方式、颜色和出血量等，判断消化道出血部位。

内痔出血呈点滴状或喷射状；肛裂则是血附于粪便表面或手纸染血，出血量少；如出血较多，血液在肠腔内潴留，排出时可呈黑色，多考虑上消化道病变；若为紫红色、暗红色或有血块，或血色鲜红，则多来自下消化道；若混有黏液并有臭味，应考虑直肠恶变的可能。

4. 根据便血患者的症状和体征判断。

临床上可依据腹痛的性质对疾病进行初步判断。上腹绞痛伴黄疸多提示胆道出血；如慢性腹痛呈明显的周期性、季节性和节律性，应考虑消化性溃疡的可能性；腹痛时排血便或脓血，有腹痛－排便－腹痛缓解规律者可见于细菌性痢疾、阿米巴肠炎以及溃疡性结肠炎等。便血伴有里急后重，即排便时窘迫、肛门重坠，便出不爽，多提示直肠、肛周病变，如直肠炎、直肠癌、痔疮、肛裂等。有肝掌、蜘蛛痣、腹壁静脉曲张、脾大、腹水等体征者，以门静脉高压食管静脉曲张破裂出血最有可能。此外，便血伴腹部肿块者，应考虑克罗恩病、肠套叠、肠结核及腹腔恶性肿瘤等。

5. 注意有无受某些中草药、铁剂以及食用过多肉类、动物肝脏和血及菠菜等的影响，可以在停用含铁药物及禁食肉类、动物肝脏、血、菠菜等三天后采集大便做潜血试验。

便血的诊断流程见图 21.1。

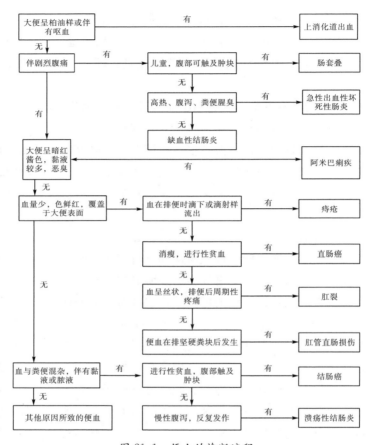

图 21.1 便血的诊断流程

【处理原则】

对于便血患者的治疗，首先应评估出血的严重程度，及早恢复血流动力学，纠正休克，尽快探明出血部位及原因，并评估是否应转诊。对于内科治疗效果欠佳的活动性出血或出血原因不明的患者，建议紧急转至上级综合性医院进行内镜下治疗、血管介入治疗及外科手术治疗。处理的要点：一是鉴别真性出血与假性出血，口服铁剂或含铋剂的药物会导致黑便，需要与消化道出血鉴别；二是决定患者是否需要接受监护，根据病因及时转诊，严防失血性休克；三是如果明确有大量出血，应及时建立静脉通路，进行输血或补液，补液时先输入生理盐水或平衡液以维持有效的循环血量；四是在处理的早期有必要联系外科会诊，尤其是在快速出血的情况下。

1. 检查方法。

推荐内镜检查作为急性消化道出血患者的首要检查手段（肠穿孔、肠梗阻者不宜行纤维结肠镜）。内镜检查有胃镜、纤维结肠镜或电子结肠镜、小肠镜等。对于怀疑消化道出血的患者，有条件的科室可先行上消化道内镜检查和大肠镜检查，在排除上下消化道病变后，可考虑转入上级医院行小肠相关检查。此外还有X线钡剂造影、选择性动脉造影和放射性核素扫描等。

2. 药物治疗。

尽管内镜下治疗是干预消化道出血的有效措施，然而在临床实践中，可优先考虑内科药物治疗，以便为内镜、介入或手术治疗创造条件。便血量大、贫血明显或已发生休克者，应积极补充血容量。以血浆代制品或全血为佳，有利于纠正休克。在输血方面，应遵循限制性的输血原则，即血红蛋白<70g/L时输血，使患者血红蛋白水平达到70~90g/L。对于上消化道出血患者，推荐静脉应用大剂量埃索美拉唑，80mg静推＋8mg/h持续输注72小时；对于低危患者，可采用常规剂量的质子泵抑制剂（PPI），如埃索美拉唑40mg静脉输注，每天2次。止血药物主要包括凝血酶和巴曲酶，可作为凝血功能障碍患者的首选药物。国内外指南均推荐对肝硬化消化道出血患者在给予PPI及生长抑素的基础上，预防性应用氟喹诺酮类、头孢菌素和甲硝唑类抗生素，疗程为1~2周。血管收缩剂包括血管升压素和生长抑素，可抑制血管生成，减少内脏血流。对于急性消化道出血且血流动力学不稳定的患者，在积极补充血容量的前提下，可适当选用多巴胺或

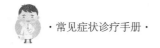

去甲肾上腺素，以维持重要器官的血液灌注。

3. 其他处理。

便血患者多有贫血，因此应多补充富含铁的食物如肝、豆类、坚果和深绿色蔬菜，禁忌大寒、大热的食物，如葱、蒜、辣椒、生鱼蟹等，慎饮啤酒及各种冷饮。此外应做好细菌性痢疾、结核等传染病的报告工作，加强对卫生饮食的宣传。对痔疮、肛裂等导致的小量出血，每日可温水坐浴半小时，连续数天，或用缓泻剂避免大便干燥，不吃辛辣食物，多吃富含纤维的食物及水果、蔬菜等；对肝硬化食管及胃底静脉曲张患者，要避免硬食，只能进半流质和软食，且细嚼慢咽；对由于药物导致的便血，首先要停用相关药物，在医生的指导下改用其他药物或用药方式。长期痔疮出血可导致铁质不足，水果中富含维生素 C，能帮助铁的吸收。

4. 便血引发休克的急救处理措施（图 21.2）。

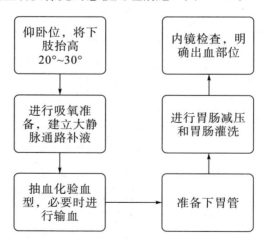

图 21.2　便血引发休克的急救处理措施

便血患者应卧床休息，去枕平卧，给予吸氧。严密观察神志、呼吸及脉搏、血压等生命体征，并应观察便血的量及颜色，记录尿量，补充血容量。便血量大、贫血明显或已发生休克者，应积极补充血容量，以血浆代制品或全血为佳，有利于纠正休克。

【转诊指征】

1. 对于内科治疗效果欠佳的活动性出血或出血病因不明的患者，建议紧急转至上级综合性医院进行内镜下治疗、血管介入治疗及外科手术治疗等。

2. 需要做急诊内镜检查明确出血原因的患者和急需急诊外科手术处理的患者。

3. 给予常规治疗后病情无缓解、消化道出血进行性加重的患者。

4. 病因明确但反复出血者。

二十二、尿频尿急

【概述】

尿频指排尿次数增多而每次尿量减少，严重时几分钟排尿1次，每次尿量正常或比正常少。一般正常人每日白天排尿4～6次，夜间0或1次。尿频既可以是生理性、神经精神性的，也可以是许多疾病的症状之一。尿频可分为生理性尿频、多尿性尿频、炎症性尿频、神经性尿频、膀胱容量减少性尿频等。尿急是指患者一有尿意即迫不及待地需要排尿，难以控制，主要由尿道、膀胱、前列腺因炎症或异物刺激所致，常伴有尿痛。

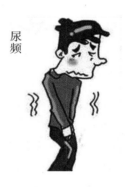

尿频指排尿次数增多而每次尿量

尿频尿急是两个症状，但二者通常同时存在，且常与尿痛一并出现。临床上尿痛多伴有尿频尿急，但是尿频尿急不一定伴有尿痛。通常将尿频尿急、尿痛合称为尿路刺激征或膀胱刺激征。

【诊断思路】

1. 询问病史。

（1）首先询问饮用液体量和排尿量，以区分生理性尿频和多尿性尿频。当尿量增加时，排尿次数亦会相应增多。在生理情况下，如大量饮水、吃西瓜等，由于摄水量增加，通过肾脏的调节和滤过作用，尿量增多，排尿次数亦增多，可出现生理性尿频。倘若每次排尿量增加，则可能是多尿性尿频。

（2）是否服用过有利尿作用的药物或食物等，如利尿性降压药。

（3）是否存在可能使尿量增加的既往疾病史，如糖尿病、尿崩症、急性肾衰竭多尿期等。

（4）询问患者的伴随症状，如出现尿痛，则考虑为膀胱炎、尿道炎、前列腺炎、膀胱结石和膀胱结核。无尿痛则可排除前列腺增生或尿道狭窄所致的膀胱颈梗阻，但还应考虑神经源性膀胱。发热伴尿频可由全身性感染疾病引起，但常见于尿路感染。40岁以上无痛性血尿或尿频、尿急、尿痛后出现血尿，可见于膀胱癌。

（5）其他生理性尿频，如清醒平卧时，神经－体液的调节会有一定程度的利尿作用，因此很多失眠患者会出现夜尿增多的情况，而白天的排尿次数正常。

2. 判断。

（1）根据有无神经系统疾病或损伤，排除神经性尿急尿频。神经源性逼尿肌过度活动，是指神经控制机制紊乱造成逼尿肌过度活跃，是造成脊髓损伤患者生活质量下降的主要原因，多表现为逼尿肌反射亢进、逼尿肌尿道外括约肌协同失调，其特点是尿急，有或无急迫性尿失禁，常伴有尿频和夜尿增多。

（2）根据尿液和前列腺检查排除炎症导致的尿频尿急。尿道炎、膀胱炎和急、慢性前列腺炎等常会出现尿频尿急及尿痛。

（3）通过超声波检查或肛诊，排除梗阻或异物刺激引起的尿急尿频。如男性前列腺增生和女性的膀胱颈梗阻等的膀胱出口梗阻疾病导致排尿时不能将膀胱内的尿液排尽，残余尿量增加，从

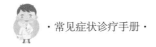

而出现尿频。膀胱内的异物如膀胱结石、肿瘤或留置的导管等可能刺激膀胱黏膜，从而产生尿频尿急。

（4）根据影像学检查和膀胱镜检查，排除膀胱容量减少引起的尿频尿急。

（5）根据病史询问及相关症状排除精神性尿频。此类患者不存在泌尿系统的器质性病变，而是由精神、心理因素导致尿频症状。

3. 诊断的要点。

（1）老年人的尿急尿频通常是由前列腺增生或膀胱颈梗阻造成。

（2）泌尿道感染是儿童和成年女性尿频尿急最常见的病因。

（3）若出现尿痛，应考虑膀胱炎、尿道炎、前列腺炎、膀胱结石和膀胱结核等。

（4）神经精神性尿频：仅见于白昼或夜间入睡前，常见于精神紧张或焦虑患者，此时亦可伴有尿急、尿痛。尿频不伴尿痛常与精神因素有关。

（5）尿频伴尿量多，同时有口渴、消瘦的情况，应注意检查尿液，如尿糖升高，则应考虑为糖尿病，尿糖正常而比重低，则应考虑为尿崩症。

（6）50 岁以上的男性尿频伴有进行性排尿困难，见于前列腺增生症。

（7）女性患者尿频尿急，甚至尿痛，按尿路感染服药治疗效果并不好，且反复发作，久治不愈，但多次尿液细菌学检查正常，这类患者可能是"膀胱过度活动症"。

4. 尿频尿急的辅助检查。

首先进行小便常规和细菌培养，测 24 小时尿量。若尿量正常，则应进行盆腔超声波检查及膀胱残余尿量测定。必要时可做膀胱镜、膀胱测压和尿道造影，以排除膀胱炎、膀胱出口梗阻，可能需要做前列腺特异性抗原水平测定、超声检查和前列腺活检，尤其是中老年男性，可以鉴别前列腺良性增生与前列腺癌。若所在医疗机构无以上检查条件，可转至上级医疗机构进行相关检查。

尿频的诊断流程见图 22.1。

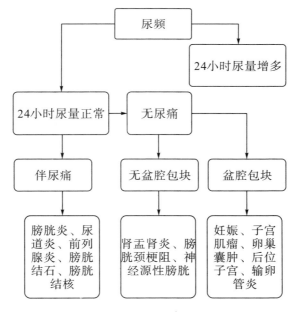

图 22.1　尿频的诊断流程

【处理原则】

1. 一般处理。

膀胱训练疗法，增强对排尿的控制能力，降低膀胱的敏感性，改变异常的排尿习惯。如延迟排尿旨在产生尿意后训练对排尿的控制，比较适合在日常活动中产生尿意后进行。产生尿意后，有意识地憋尿并延长憋尿的时间，同时把注意力从"排尿"的念头上转移开，专注于正在进行的活动上。尿意明显时，可以

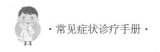

采用提肛法控制尿意，如尿意仍非常强烈，可以强迫自己拖延半分钟或者一分钟再去排尿。如能做到延迟排尿，则可在允许的范围内将延迟的时间拖得更长，逐渐使每次排尿量大于 300mL。

2. 病因治疗。

针对引起尿频尿急的各种病因进行治疗。对于神经源性逼尿肌过度活动，目前治疗的主要方法有药物治疗，如胆碱能受体抑制剂、黄酮哌酯、辣椒素类药物和肉毒毒素等，以及手术治疗和神经调节疗法等。对于精神性尿频，可在心理医生的指导下，根据医嘱使用下列药物：①阿托品，可使膀胱逼尿肌松弛、括约肌收缩，增加膀胱蓄尿量，减少排尿次数；②氯丙咪嗪，疗效较阿托品好，不良反应比阿托品小，对膀胱也有类似的作用。物理治疗是辅助的治疗方法，患者需要放松思想、转移注意力、进行骨盆底部肌肉功能的锻炼等。

3. 药物治疗。

针对泌尿系统感染为病因者，可以使用抗生素治疗。抗生素的使用需要遵循一些原则：一是选用致病菌敏感的药物，首选对革兰阴性杆菌有效的抗生素，有条件时应根据药物敏感试验结果用药。二是选用在肾和尿内浓度较高的抗生素。膀胱炎为浅层黏膜感染，仅需要尿中高浓度的抗生素即可，但肾实质和前列腺等深部组织感染则要求抗生素在这些组织和血液中的浓度均高。三是联合用药仅限于严重感染，联合用药应产生协同作用；四是选择不良反应轻的药物，尤其是避免使用肾毒性药物。针对症状采取相应药物治疗，对于精神及刺激性尿频，可采用镇静药物如多虑平 25mg 每日三次口服、谷维素 20mg 每日三次口服；用于解痉的药物有罗通定 30～90mg，每日三次口服。此外可以碱化尿液，用碳酸氢钠片 1g 每日三次口服。尿频尿急患者也可适当服用小剂量雌激素，用 2％硝酸银涂抹尿道和膀胱颈，碳酸氢钠片 1g 每日三次口服等。

4. 饮食生活注意事项。

控制饮食结构，避免摄入过量的酸性物质，加剧酸性体质。生活要规律，彻夜唱卡拉 OK、打麻将、夜不归宿等均会加重体质酸化。远离烟酒。烟酒都是典型的酸性食品，毫无节制地抽烟喝酒，极易导致人体酸化。保持局部干燥、卫生，勤洗澡。避免因尿频尿急、尿失禁诱发炎症和湿疹。饮食方面应少吃辛辣食品，大量饮水，每天至少 2000mL，使排尿次数增多。大量尿液的排出可将尿道里的细菌冲出体外。因怕尿频尿急而不喝水的做法是不妥当的。不要食用被污染的食物，如被污染的农作物、家禽、鱼、蛋等，要吃一些绿色有机食品，防止病从口入。

【转诊指征】

1. 病因复杂不明或缺乏检查技术而无法确诊的患者。
2. 治疗复杂或缺乏治疗手段。

二十三、血尿

【概述】

　　血尿是常见的泌尿系统症状，包括镜下血尿和肉眼血尿。镜下血尿即显微镜下发现红细胞增多，离心沉淀后镜检，每个高倍视野（×400）中红细胞计数≥3个；肉眼血尿即外观呈洗肉水样或含有血凝块。大约三分之一的血尿为肾源性，其余三分之二来源于肾以下的尿路。血尿产生的机制有两种：一是血管破裂后血液进入尿路，另一种是肾小球过滤功能损伤导致红细胞进入尿液。血尿的颜色可提示出血的部位。黑黄色血尿通常提示肾脏或上尿路出血，鲜红色尿多见于下尿路出血。血尿是疾病，甚至是严重疾病的信号，应及时查明原因和部位，进行适时和恰当的治疗。若患者病情危重，而当地医院又无必要的检查技术手段，导致无法确诊，应及时转诊。

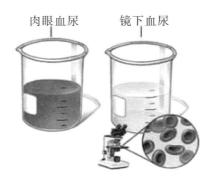

肉眼血尿　　镜下血尿

【诊断思路】

1. 病史询问要点。

（1）有无腹痛。腹痛伴血尿首先考虑尿路结石，但是其他疾病如肾梗死、肾撕裂等也应予以考虑。

（2）有无伴尿频、尿痛。若有，则可能提示有膀胱结石、前列腺疾病或急性尿路感染。

（3）有无发热。若伴有发热，则应考虑为肾盂肾炎。

（4）胁腹部是否有肿块。若两侧胁腹部均可触及肿块，则提示多囊肾和肾盂积水，单侧胁腹部肿块，可考虑肾上腺样瘤或单侧肾盂积水。

（5）有无高血压。血尿伴有高血压则提示肾小球肾炎。

（6）是否曾有剧烈运动。运动员等在剧烈运动后会出现短暂性的镜下血尿。血尿程度和运动量相关，不伴其他的症状和体征，且休息 24～72 小时后镜下血尿消失。

（7）有无外伤史、手术史和泌尿道器械检查史。外伤后发生的血尿应首先考虑由创伤引起，多为肾脏损伤，也可能是膀胱损伤。

（8）患者的性别。对于女性，应了解其是否处于月经期。

2. 血尿的诊断。

（1）血尿的诊断思路见图 23.1。

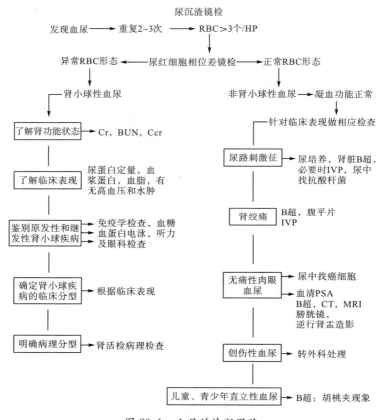

图 23.1　血尿的诊断思路

（2）血尿的伴随症状可以帮助鉴别诊断血尿的病因。

1）血尿伴肾绞痛是肾或输尿管结石的特征。

2）血尿伴尿流中断见于膀胱和尿道结石。

3）血尿伴尿流细和排尿困难见于前列腺炎、前列腺癌。

4）血尿伴尿频尿急、尿痛见于膀胱炎和尿道炎，若同时伴有腰痛、高热、畏寒常为肾盂肾炎。

5）血尿伴有水肿、高血压、蛋白尿见于肾小球肾炎。

6）血尿伴单侧肾肿块可见于肿瘤、肾积水和肾囊肿，双侧肿大可见于先天性多囊肾，触及移动性肾脏可见于肾下垂或游走肾。

7）血尿伴有皮肤、黏膜及其他部位的出血可见于血液病和某些感染性疾病。

8）血尿合并乳糜尿见于丝虫病、慢性肾盂肾炎。

3．诊断要点。

（1）区别真性血尿和假性血尿：首先应确定是否为真性血尿，排除使尿液呈现红色的干扰因素。某些食物（如甜菜、辣椒、番茄叶等）和某些药物（如利福平、苯妥英钠、吩噻嗪等）及其代谢产物可导致尿液呈红色。某些阴道出血的妇女也可造成假性血尿，应通过直接导尿获取标本，以避免混入非尿路源性的血液。

（2）尿红细胞形态检查可以帮助鉴别肾小球性血尿和非肾小球性血尿。

（3）膀胱镜：若出血病灶在膀胱，则膀胱镜可直接发现病灶并确定其病变性质，有助于确诊，尤其适用于膀胱癌的诊断。

（4）所有患者均需要尿检验和肾功能评估，老年患者需做肾脏和骨盆影像学检查。

（5）血尿与年龄和性别的关系：不同的年龄和性别可以因不同的疾病引起血尿。新生儿血尿少见，常因深静脉栓塞引起；儿童血尿常因肾小球肾炎引起；成年女性血尿以尿路感染最为常见；成年男性以结石最为常见；40岁以上的成年人则以肿瘤常见。胡桃夹综合征患者的发病年龄在4～40岁之间，最常见的临床症状为血尿（肉眼或镜下血尿）、蛋白尿及左侧腰腹部疼痛。患者多以血尿伴或不伴腰痛就诊，大部分患者为体型瘦高的青少年，临床表现为直立性蛋白尿，男性左侧精索静脉曲张也较为常见。部分中老年妇女患者可表现为血尿和盆腔淤血综合征。

（6）注意区分初始血尿、终末血尿、全程血尿。

根据血尿的来源，又可将血尿分为初始血尿、全程血尿、终末血尿。区分的方法是进行尿三杯试验，取 3 个洁净的玻璃杯，患者将一次连续不断的排尿分为前、中、后 3 段，分别排入 3 个玻璃杯中。若第 1 杯中为血尿，其余 2 杯正常，则为初始血尿，提示尿液中的血液来自尿道；若第 1、2 杯中无血尿，仅第 3 杯有血尿，称为终末血尿，提示病变在后尿道、前列腺、膀胱颈和三角区；如三杯中均有血尿，称为全程血尿，提示病变在肾脏、输尿管，或为膀胱内弥漫出血。检查时应注意，做该检查时尽量采用新鲜晨尿，月经期女性不适宜做该项检查。

（7）过劳是一种排除性诊断。随着目前年轻人工作压力骤增，单纯过劳引起的一过性及偶发性血尿并不少见。对于中青年男女，尤其是从事重体力工作或承受巨大精神压力的人群，若出现一过性无痛性肉眼血尿，经尿常规和泌尿系统 B 超检查未发现异常者，可考虑单纯过劳引起的一过性血尿，建议立即休息至少一周，血尿常可自行缓解。

4. 辅助检查。

（1）尿常规和显微镜检查有助于发现蛋白尿、管型和确认红细胞形态。

（2）早期进行尿培养，协助制订治疗方案。

（3）血液检查包括血常规、血沉、肾功能及血清补体水平检查。

（4）尿细胞学检查对确定有无尿路肿瘤有帮助。

（5）影像学检查包括超声、排泄性尿路造影等。

（6）腔镜检查主要包括尿道镜检查、膀胱镜检查和输尿管检查。

【处理原则】

根据引起血尿的原因，结合各种疾病的特点，给予相应的病因治疗。例如，泌尿系统结石患者需增加饮水，每天的摄水量应达 3000mL，此外，要多进行跑步、跳跃、体操、弯腰时叩击肾区等运动；结石引起梗阻而影响肾功能或者孤立的肾内大结石经过药物治疗、体外碎石失败的患者应进行手术治疗；尿路感染引起的血尿可参考尿频尿急的处理方法。

一般程度的血尿不建议使用止血药物，镜下血尿或轻度血尿经治疗原发疾病后多可自行终止。尿液中出现血凝块，提示严重的血尿，而血块可以造成膀胱出口梗阻。为了预防血块滞留和梗阻性肾衰竭，有必要进行膀胱冲洗或在条件允许时进行持续的膀胱冲洗。对于严重出血所致的失血性休克，需要进行静脉输液以及用血液制品进行积极复苏。为控制出血，可能需要进行腔境手术紧急探查或利用介入放射学进行血管栓塞。应注意及时转诊。

血尿患者须卧床休息，尽量减少剧烈活动。肾炎已发生水肿者应少饮水。应用止血药物，还可合用维生素 C。慎用可能导致血尿的药物，尤其对有肾脏病的患者。若血尿由泌尿系统感染引起，可使用抗生素和尿路清洁剂。

血尿病因复杂，有的病情很严重，应尽早去专科医院检查确诊，尽早治疗。

【转诊指征】

1. 需要手术的患者。
2. 治疗后病情未好转的患者。
3. 病因复杂，伴发其他系统疾病的患者。
4. 病因难以诊断清楚的患者。
5. 除单纯性泌尿系统感染、轻微泌尿系统损伤等，血尿患者多需转诊进一步进行诊断和治疗。严重的血尿者转诊前需止血、补充血容量、抗休克治疗并预防感染。

二十四、水肿

【概述】

　　组织间隙过量的体液
潴留称为水肿，通常指皮
肤及皮下组织液体潴留。
根据分布范围，水肿可表
现为局部性或全身性。全
身性水肿往往同时有浆膜
腔积液，如腹水、胸水和
心包腔积液。全身性水肿
主要有心源性水肿、肾源
性水肿、肝源性水肿、营
养不良性水肿、黏液性水

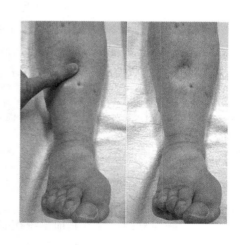

肿、特发性水肿、药源性水肿、老年性水肿等。水肿根据程度可
分为轻、中、重度水肿。轻度水肿仅见于眼睑、眶下软组织以及
胫骨前、踝部的皮下组织，按压后可见组织轻度凹陷，体重可增
加5％左右；中度水肿者全身疏松组织均有可见性水肿，按压后
可出现明显或较深的组织凹陷，平复缓慢；重度水肿则是全身组
织严重水肿，身体低垂部皮肤张紧发亮，甚至可有液体渗出，有

时可伴有胸水、腹水、鞘膜腔积液。若水肿部位按压后出现局部凹陷，去压后靠组织弹性又逐渐恢复原状，称之为凹陷性水肿，按之不凹陷则为非凹陷性水肿。此外，值得注意的是，孕妇在怀孕晚期由于下腔静脉受压，血液回流受阻，足踝部常出现体位性水肿，可经过休息后消失。经过休息后仍不消失，或水肿较重又无其他异常者，称为妊娠水肿。

【诊断思路】

1. 问诊要点。

（1）询问确定有无水肿：若出现可见性水肿，即可确定诊断。对于仅为隐性或轻度不易通过肉眼察觉的水肿，可通过体重测量来确定，如体重突然增加 3kg 以上，可予以确认。

（2）发病的年龄、有无诱因和前驱症状、持续性和周期性。

（3）首发部位、发展的顺序、全身性或局限性、凹陷性或非凹陷性。

（4）有无伴随呼吸困难、咳嗽、咳痰、皮肤黄染、怕冷、反应迟钝和血压升高等。

（5）尿量、尿色的改变。

（6）既往病史和用药史。引起水肿的常见药物有钙拮抗剂（如硝苯地平、氨氯地平、非洛地平）、噻唑烷二酮类药物（如吡格列酮、罗格列酮）、肾上腺皮质激素、呋塞米、睾丸酮、雌激素、胰岛素等。

（7）判断是否为妊娠水肿：孕妇在怀孕晚期由于下腔静脉受压，血液回流受阻，足踝部常出现体位性水肿，经休息后多可消失。如果经过休息后仍不消失，或水肿较重又无其他异常，称为妊娠水肿。

目前判定妊娠水肿的公认标准是：一周内体重增加超过 0.5kg，2 周超过 1kg 或一个月超过 2kg，均为体重的异常增加，如无其他原因，可考虑为妊娠水肿。

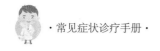

2. 功能性水肿和器质性水肿。

功能性水肿一般查体无异常。器质性水肿则有相应的体征，如心脏性水肿可有器质性杂音或心脏扩大；肾性水肿可有明显的下肢凹陷性压迹；肝性水肿可有腹部移动性浊音等。器质性水肿一般通过相应的理化检查可诊断。

3. 诊断要点。

（1）全身性水肿的主要原因是慢性心脏、肝脏和肾脏疾病。

（2）水肿可以发生在身体的任何部位，包括大脑。

（3）常见的水肿如下。

1）心源性水肿的特点是先见于下肢，以双下肢水肿为主，卧床患者常有腰、背及骶部等低垂部位的明显凹陷性水肿，重症者可波及全身，下肢水肿多于下午出现或加重，休息一夜后可减轻或消失。水肿常从下肢逐渐遍及全身，严重时可出现腹水或胸水，水肿性质坚实，移动性较小。心源性水肿者静脉压测值明显升高，有基础心脏病史伴呼吸困难。

2）肾源性水肿的特点是有肾脏疾病史，以眼睑及双下肢水肿为主。其临床特点是水肿多从组织疏松的部位如眼睑、颜面部、足踝部开始，以晨起时最为明显，活动后逐渐减轻，而后逐步扩展为全身水肿。肾源性水肿的性质是软而易移动，用手指按压局部皮肤可出现凹陷，临床上称为凹陷性水肿。

3）肝源性水肿的特点是有基础肝脏疾病史，多见于肝硬化。主要表现为腹水，也可首先出现踝部水肿，逐渐向上蔓延，而头面部、上肢常无水肿。水肿为凹陷性。患者常伴有黄疸、肝脾肿大、蜘蛛痣、腹壁静脉曲张等门脉高压体征。

4）营养不良性水肿见于各种慢性消耗性疾病、蛋白丢失性胃肠病等营养严重不良的患者。水肿常从足部逐渐蔓延至全身。水肿出现前常有消瘦、肌肉松弛、贫血、皮肤苍白、四肢无力、怕冷、精神不振或易激动等症状。

5）特发性水肿为神经血管性水肿，找不出任何原因。

（4）并非所有的水肿都有害，主要取决于病因。

（5）系统性红斑狼疮、肾病综合征等疾病导致的水肿，患者可能会寻求所谓的偏方治疗，这是非常不科学的。到目前为止，没有任何药物被证明能够彻底治愈这些疾病，中医西医均不能，偏方也不能。擅自胡乱用药容易延误病情，可能造成更大的损害。

4. 辅助检查。

（1）血、尿常规检查。

（2）血钾、钠、氯、尿素氮、血浆蛋白检查。

（3）若怀疑为心源性水肿，可选择心电图、心脏X线摄片、超声心动图、动态心电图检查。

（4）若怀疑为肝源性水肿，可选择肝功检查、B型超声波、X线钡剂造影、纤维内镜、腹腔镜等。

（5）若怀疑肾源性水肿，可选择肾功能检查、肾B型超声波、静脉或逆行肾盂造影、肾动脉造影、肾脏穿刺等。

全身性水肿和局部性水肿的诊断思路见图24.1。

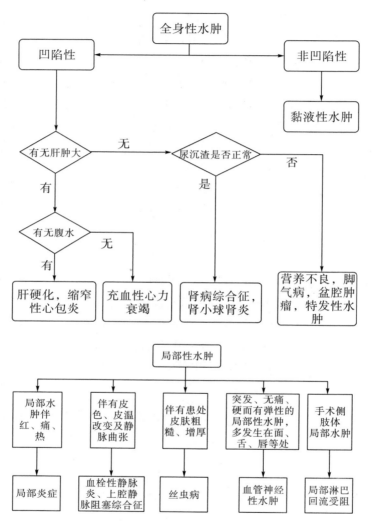

图 24.1　全身性水肿和局部性水肿的诊断思路

【处理原则】

1. 一般处理。

宜清淡饮食，低盐或低盐优质蛋白（富含必需氨基酸的动物蛋白）饮食，每日供给量 $1\sim1.5g/kg$，乳、蛋、鱼、瘦肉均可。除此之外，严重水肿者应严格控制摄水量，开始利尿治疗后可不限制水的摄入，以防止过度脱水引起虚脱，同时注意休息。静脉功能不全所致下肢水肿的治疗重点是抬高下肢以及穿尺寸合适的弹力袜。

2. 病因治疗。

治疗病因、消除水肿，维持生命体征稳定。心源性水肿一旦诊断明确，应治疗心力衰竭（利尿、扩血管、强心等），心力衰竭控制好后，水肿自然消退。肝源性水肿若为乙肝引起的肝硬化导致，则大部分是低蛋白血症的水肿，需要抗肝硬化治疗，如乙肝抗病毒治疗、护肝、营养支持、治疗腹水等。肾源性水肿的原因也较多，主要还是对因治疗。若为肾病，则可用糖皮质激素、免疫抑制剂等治疗，肾病被控制后，水肿自然消退。其余病因所导致的水肿，都遵循治疗原发疾病、维持生命体征的基本原则。

3. 对症治疗。

大部分患者经上述方式治疗后仍需要利尿治疗。全身性水肿患者的利尿剂通常从使用袢利尿剂开始，如呋塞米。

（1）不同原因导致的全身性水肿的利尿治疗各有特点。

1）对于肝硬化患者，首选治疗方案是螺内酯联用袢利尿剂。袢利尿剂诱导的低钾血症可诱发肝昏迷，而螺内酯能避免低钾。在无水肿的情况下应缓慢利尿，这是因为转移腹水液用来补充血浆容量的速度有限。张力性腹水患者常接受治疗性腹水穿刺。

2）对于心力衰竭患者，利尿速度通常不造成阻碍，但应注意灌注不足的征象（例如血清肌酐升高）。大部分超负荷容量心力衰竭患者的初始治疗是口服袢利尿剂，如呋塞米、托拉塞米。袢利尿剂联合螺内酯可略微增强利尿作用，还能尽量减少钾丢失，更重要的是能够改善心力衰竭患者的生存率及远期预后。

3）对于肾病综合征患者，可能需要应用大于常规剂量的袢利尿剂。对于脱水效果不满意的患者，可能需要添加噻嗪类利尿剂，如氢氯噻嗪等，以在肾单位的数个位点上阻断钠的重吸收。

4）对于已经在使用利尿剂的特发性水肿患者，处理方法是停用利尿剂至少 2～3 周，因为部分患者的水肿是由利尿剂诱导的。

（2）在使用利尿剂后，除监测尿量外，还应监测患者电解质紊乱和灌注不足的征象。

4. 实践要点。

（1）无论是全身性水肿还是局部性水肿，均应首先积极寻找病因，明确诊断。

（2）限盐（钠）是基础性治疗，使用利尿剂的原则为联合、交替、间断使用，并注意电解质的情况。

（3）长期卧床容易导致静脉血栓的形成。

【转诊指征】

1. 出现昏迷。

2. 呼吸困难，不能平卧。

3. 伴有消化道出血。

4. 大量胸水、腹水、心包积液。

在转诊时需注意患者的生命体征，给予吸氧，防止窒息，合并心力衰竭时取半卧位或坐位。

二十五、发绀

【概述】

发绀是指血液中去氧血红蛋白增多使皮肤和黏膜呈青紫色改变的一种表现，也可称为紫绀。这种改变常发生在皮肤较薄、色素较少和毛细血管较丰富的部位，如唇、指（趾）、甲床

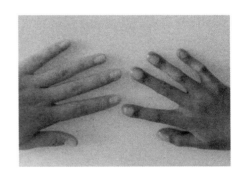

等。绝大多数的发绀是由于血液中去氧血红蛋白含量增多引起的。按照病因，发绀可以分为血液中去氧血红蛋白增多所致的发绀和血液中存在异常血红蛋白衍生物所致的发绀两大类。前者又分为中心性发绀、周围性发绀和混合型发绀。按照发绀的部位，发绀可分为全身性发绀和局部性发绀两大类。

【诊断思路】

1. 病史询问。

询问患者发绀的发生情况：发生的年龄、起病时间、可能诱因、出现的急缓等。

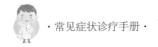

病史询问的要点如下：

（1）发绀出现的时间：自幼即出现的发绀绝大多数见于发绀型先天性心脏病，偶见于先天肺部动静脉瘘或先天性高铁血红蛋白症；中年以后出现者多见于肺性发绀；急性发绀常见于休克、药物或化学性急性中毒、肠源性发绀及急性心功能不全。

（2）有无广泛而严重的肺部疾病：如肺气肿、肺实变或肺纤维化可引起动脉血氧含量不足，导致发绀。

（3）有无先天性心脏病史：右至左分流的先天性心脏病有发绀，如法洛四联症。

（4）有无其他心脏病史：慢性充血性心力衰竭、慢性缩窄性心包炎有时可致周围性发绀。

（5）有无药物或化学品接触史：有些药物或化学品可导致产生异常血红蛋白，引起发绀。药物或化学物质中毒导致高铁血红蛋白症，如伯氨喹、亚硝酸盐、氯酸钾、磺胺类、非那西汀、苯丙砜、硝基苯、苯胺等中毒可引起发绀。进食大量含有亚硝酸盐的变质蔬菜后出现发绀，称为肠源性发绀。

2. 判断是否为发绀：健康人的口唇并非红色，而是暗红或紫红色，但其他部位的皮肤和黏膜无此改变，应视为正常现象，并非发绀。高原地区的居民由于红细胞数量增加，可见面部及嘴唇的青紫，这是代偿现象的反应，为正常现象。皮肤的异常色素沉着会造成假性发绀。假性发绀经加压将血液排挤后依旧不退，而发绀则在用力加压后颜色立即消退，可以此法区分二者。

3. 发绀的特点及严重程度：注意发绀的部位与范围、青紫的程度，是全身性还是局部性；发绀部位皮肤的温度，经按摩或加温后发绀能否消退；发绀是否伴有呼吸困难。全身性发绀见于心肺疾病及异常血红蛋白血症；而心肺疾病发绀严重者常伴有呼吸困难，异常血红蛋白血症者却通常无呼吸困难。红细胞增多者发绀明显，而休克和贫血者发绀不明显。

4. 区分发绀的类型。

（1）中心性发绀：是由心肺疾病导致动脉血氧饱和度降低所致，其特点为全身性，但皮肤状态正常，可见于肺源性发绀、心源性发绀。

（2）周围性发绀：此类发绀常由周围循环血流障碍所致。其特点为发绀常出现在肢体的末端与下垂部位，这些部位皮肤冰冷，但若给予按摩或加温，使皮肤转暖，发绀即可消退，此特点亦可作为与中心性发绀的鉴别点。此型发绀可见于右心衰竭或休克等。

（3）混合性发绀：中心性发绀与周围性发绀同时存在，可见于心功能不全等。

5. 伴随症状：急性发绀伴意识障碍见于某些药物或化学物质急性中毒、休克、急性肺部感染、急性肺水肿等，发绀伴杵状指（趾）见于发绀型先天性心脏病、某些慢性肺部疾病，发绀伴呼吸困难见于重症心肺疾病、气胸、大量胸膜腔积液等。

【诊断流程】

发绀的诊断流程见图 25.1。

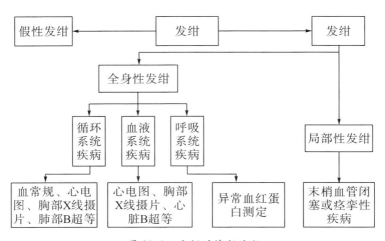

图 25.1　发绀的诊断流程

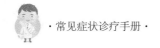

【处理原则】

1. 一般处理。

嘱患者卧床休息，心肺疾病患者多采取半卧位甚至坐位，暂时禁食。吸氧和呼吸支持适用于还原血红蛋白增多引起的发绀。根据病情的严重程度选择不同的给氧和呼吸支持方法，可经鼻导管、面罩或头罩给氧，注意湿化。在维持患者适当的氧合指数的前提下，予以最低浓度的氧吸入。

青紫仅限于四肢末端、耳轮、鼻尖等体温较低部位的周围性发绀，保暖后即可改善。

2. 病因治疗。

除一些出现时间短暂、由于局部因素引起的发绀（如暴露在寒冷环境中）外，发绀的出现都表示身体缺氧，是疾病较严重的征兆。应该迅速找出导致发绀的病因，及时予以纠正，针对不同的病因，积极治疗原发病，如通畅气道、抗感染等。心力衰竭患者应给予强心利尿治疗；发绀型先天性心脏病应行手术干预；因脱水、失血引起的低血容量性休克需进行快速液体复苏（扩容）；肠源性发绀应给予亚甲蓝 1~2mg/kg 和大剂量维生素 C，每次 1~2g，用以特效解毒；合并呼吸道感染者需用抗菌药物控制感染；合并心力衰竭者需纠正心力衰竭。

3. 对症治疗。

对发绀本身的治疗，可注射呼吸中枢兴奋药，以提高呼吸功能，如可拉明 0.375g、山梗菜碱 5~10mg 或回苏灵 8mg 肌肉注射；给患者吸氧以促进血红蛋白的氧合；保持呼吸道畅通，使空气能够进入肺里与血红蛋白接触，如支气管扩张药，氨茶碱 0.1g，每日 3 次，麻黄碱 25mg，每日 3 次或异丙肾上腺素 10mg 舌下含用，每日 3 次。必要时进行吸除痰液、人工呼吸、气管插管或气管切开抢救。

高铁血红蛋白病的发绀可用 1‰亚甲蓝溶液静脉注射（剂量

是每千克体重 1～2mg）或静脉注射维生素 C。

4. 辅助检查。

（1）血、尿常规、肝肾功能检查。

（2）胸部 X 线检查。

（3）肺功能检查、血气分析。

（4）血液高铁血红蛋白、硫化血红蛋白检查、抗核抗体、冷凝蛋白检查。

（5）超声波动图，必要时进行心导管或选择性心血管造影检查。

5. 发绀的紧急处理。

（1）立即评估生命体征和神志、瞳孔。

1）生命体征：检查呼吸、脉搏、血压、体温。如果是心肺疾病引起的发绀，必然有呼吸改变。如果患者心跳或呼吸停止，应立即进行心肺复苏。

2）神志、瞳孔：检查神志是否清醒、瞳孔大小以及对光反射情况。严重缺氧患者可出现神志和瞳孔的明显改变，提示患者病情危重。

（2）快速处理后转诊。

1）保持呼吸道通畅：立即清除呼吸道异物及分泌物。神志清醒者可采取坐位，昏迷者呼吸不畅应保持头位仰伸，伴有呕吐者应保持侧卧位，呼吸极度困难、严重发绀者应立即行气管插管。

2）吸氧：除Ⅱ型呼吸衰竭外，通常给予高浓度吸氧，选择面罩吸氧，仍不能纠正缺氧时可考虑机械通气。

3）开放静脉通路。

4）心电监护：评估后立即进行心电监护，以持续监测生命状态。

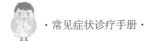

6. 注意事项。

调整患者的姿势以使其舒适地呼吸。如果有需要可给予利尿剂、支气管扩张剂、抗生素或心脏药。确保患者得到足够的休息与适当的活动，防止出现呼吸困难。告诫有心肺疾病的患者，发绀是严重疾病的一种表现，当其发生时应尽快接受急救治疗和转诊。

【转诊指征】

1. 生命体征不稳定。

2. 发绀进行性加重。

3. 发绀原因不明。

4. 考虑异常血红蛋白衍生物增加。

二十六、贫血

【概述】

贫血是指人体外周血红细胞容量减少，低于正常范围下限的一种常见的临床症状。由于红细胞容量测定较复杂，临床上常以血红蛋白（Hb）浓度来代替。贫血的标准：成年男性 Hb<120g/L，成年女性（非妊娠）Hb<110g/L，孕妇 Hb<

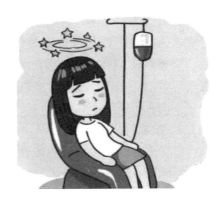

100g/L。Hb 90～120g/L（女性<110g/L）为轻度贫血，60～90g/L 为中度贫血，30～60g/L 为重度贫血，30g/L 以下为极重度贫血。

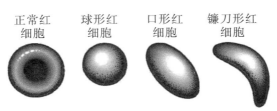

正常红　　球形红　　口形红　　镰刀形红
细胞　　　细胞　　　细胞　　　细胞

【诊断思路】

1. 贫血伴营养不良。

（1）缺铁性贫血：常见于儿童、妇女及长期慢性病患者，在贫困地区较为多见。常见症状有活动后心悸、气短、头晕、耳鸣、记忆力减退、乏力、耐力下降及食欲缺乏。小儿贫血可表现为哭闹不安、躁动、易激惹；少见症状为异食癖、吞咽困难、毛发枯萎、反甲、头晕、眼花及智力障碍等。常见体征有面色、黏膜苍白、心率加快、呼吸深快、平甲、匙状甲、口炎、舌炎。贫血严重者可出现贫血性心脏病，如心脏扩大、心功能不全等。

（2）巨幼细胞性贫血：多见于妊娠妇女、婴幼儿及溶血性贫血、甲状腺功能亢进、营养不良及慢性胃病患者。常见症状有疲乏、软弱无力、困倦；食欲减退、恶心、腹胀、腹泻及舌炎；手足麻木、感觉障碍、行走困难等。小儿和老年患者常出现无食欲、嗜睡、精神错乱等精神症状。常见体征有面色苍白、纳呆、腹泻、黄疸、震颤，以及舌质红、舌乳头萎缩、舌面光滑等，俗称"牛肉舌""镜面舌"。

2. 贫血伴出血。

（1）失血性贫血：有急慢性出血史，临床表现为皮肤和黏膜苍白、眩晕、出汗、心悸、气短及心率增快等，大量出血可发生休克。

（2）血友病：分为血友病 A、血友病 B 和血友病 C 三种类型，前两者较常见。临床表现为反复发生关节内出血、关节畸形、皮肤瘀斑、皮下及关节血肿，外伤后出血不止，月经量多等，内脏出血可有咯血、呕血、便血、尿血。

（3）再生障碍性贫血：简称再障，以青壮年多见，男性略多于女性，分为重型再生障碍性贫血和非重型再生障碍性贫血以及急性再生障碍性贫血和慢性再生障碍性贫血。主要临床表现为贫血、出血、皮肤苍白呈进行性加重，皮肤黏膜见瘀斑，易感染、发热等。

3. 贫血伴发热。

贫血伴发热常由白血病引起。儿童及青少年急性白血病多起病急骤，常见的首发症状包括发热、进行性贫血、显著的出血倾向或骨关节疼痛等。起病缓慢者以老年及部分青年患者居多，病情逐渐进展。此外，少数患者可以抽搐、失明、牙痛、牙龈肿胀、心包积液、下肢截瘫等为首发症状。

4. 贫血伴黄疸。

贫血伴黄疸常由自身免疫性溶血性贫血引起，患者多为女性。临床表现主要为贫血、黄疸、肝脾轻度肿大、发热、腰背酸痛、血红蛋白尿。

5. 贫血伴骨痛。

如遇原因不明的发热、头晕、贫血伴骨痛、骨折、皮肤瘀斑、血尿、排尿困难及下肢无力等应考虑多发性骨髓瘤的可能，发病年龄多在 $50 \sim 60$ 岁。

【处理原则】

通常情况下，贫血只是一个症状，而不是一个单一疾病，因此需要先确定其背后的病因，才能进行有效的治疗。急性大量失血的患者应积极止血，同时迅速恢复血容量并输红细胞纠正贫血。营养性贫血可通过补充缺乏的营养物质进行治疗，如缺铁性贫血补铁及治疗导致缺铁的原发病，巨幼细胞性贫血补充叶酸或维生素 B_{12} 等。

紧急情况下，重度贫血患者、老年或合并心肺功能不全的贫血患者应输红细胞以纠正贫血，改善体内的缺氧状态。但输血只是临时性治疗手段，多次输血可并发血色病，需去铁治疗。因此，寻找病因，进行针对性的治疗才是最重要的。

非营养性贫血的治疗比较复杂。自身免疫性溶血性贫血以糖皮质激素等免疫抑制剂治疗为主，慢性再生障碍性贫血则以环孢

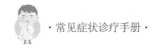

素联合雄激素为主。病情严重者应转至专科医院，以获得明确的诊断和及时的治疗。

1. 缺铁性贫血的治疗。

（1）一般治疗：增加营养，在饮食中添加富含铁的食品，如发菜、海带、紫菜、肝、动物血等。注意休息和口腔卫生。

（2）对症治疗：主要是补充铁。

1）口服铁剂：琥珀酸亚铁0.1g，饭后口服，每日3次，连服4～6周后复查；或富马酸亚铁0.2～0.4g，口服，每日3次；或多糖铁复合物（力蜚能）150mg，口服，每日2次，4周后改为150mg，口服，每日1次；或福乃得（控释硫酸亚铁加维生素C、维生素B_1、维生素B_2、维生素B_3、维生素B_5、维生素B_6、维生素B_{12}）1片，口服，每日1次。

2）注射铁剂：右旋糖酐铁（科莫菲），首次25～50mg肌肉注射，如无过敏反应，次日50～100mg肌肉注射，每1～3日1次，肝肾功能不全者禁用，本品还可静脉注射或静脉滴注；山梨醇铁，1.5mg/（kg·d）或100mg/（kg·d），肌肉注射；或复方卡古地铁注射液（二甲砷酸铁）1mL，肌肉注射，每日1mL，严重肾功能减退者慎用。

注射铁剂胃肠外给药应严格掌握适应证，常用于口服铁剂不耐受、不吸收或失血速度过快须及时补充者。首次剂量为50mg，如无不良反应，第二次增加到100mg，以后每周给药2～3次，直到总剂量用完。胃肠外铁剂治疗偶有过敏性休克发生，会有生命危险，故首次给药时应准备好急救设备。

胃肠外补铁总剂量的计算公式：

所需补充铁（mg）＝［150－患者Hb（g/L）］×体重（kg）×0.33

（3）转诊指征：重度贫血（Hb<60g/L）伴明显缺氧表现者需酌情输血治疗。失血性贫血无法明确出血部位者需转诊。

2. 巨幼细胞性贫血的治疗。

（1）一般治疗：饮食宜注意营养全面，防止偏食，妊娠期妇女、婴儿、乳母特别要注意保证营养丰富，应注意补充富含叶酸及维生素 B_{12} 的食品，如肉类、肝、鱼、牛奶及新鲜水果蔬菜、豆类等。同时注意限制饮酒，适当休息。

（2）对症治疗：主要是补充叶酸和维生素 B_{12}。

1）叶酸的补充，可用叶酸，5～10mg，口服，每日 3 次，或叶酸 10～20mg，肌肉注射，每日 1 次，20～30 日为 1 个疗程。

2）维生素 B_{12} 的补充，可用辅酶维生素 B_{12}，250～500μg 口服，每日 1～3 次；对营养不良性维生素 B 缺乏者，可用维生素 B_{12}，250～100μg，肌肉注射，连用 2～3 周，待血象正常后可以停用。

3）恶性贫血可用维生素 B_{12} 100～1000μg 肌肉注射，每周 1～3 次，血象正常后改为 100μg 肌肉注射，每日 1 次，或甲钴钴胺（弥可保）成人以 1 安瓿瓶（0.5mg）肌肉注射或静脉注射，每周 3 次。给药 2 个月后，作为维持治疗，每隔 1～3 个月可给予 1 次 0.5mg（1 安瓿瓶）。

（3）病因治疗：嗜酒者宜戒酒，长期素食者要改变膳食结构，胃肠功能紊乱者应积极采取措施纠正胃肠功能紊乱等。

（4）转诊指征：重度贫血（Hb＜60g/L）伴明显缺氧表现者需酌情输血治疗。

3. 再生障碍性贫血（再障）的治疗。

（1）一般治疗：注意休息，进食高蛋白、高维生素、高热量的清淡饮食，注意皮肤、口腔、外阴的卫生，远离对骨髓有毒害的物质，避免药物诱发因素，勿用有骨髓抑制作用的药物，如抗肿瘤药、抗高血压药、抗惊厥药、抗心律失常药等。

（2）对症治疗：预防与控制感染，加强基础护理。防止外源性感染，必要时可选用敏感抗生素。出血可用止血敏、维生素 K、维生素 C，大出血应及时输血。纠正贫血，必要时输血或

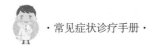

输浓缩红细胞。

（3）药物治疗。

1）慢性再障，可用雄激素，如十一酸睾酮（安雄），每天80～120mg，分2次口服；或丙酸睾酮50～100mg，肌肉注射，每日1次，连用6个月以上，或司坦唑醇（康力龙）2mg，口服，每日3次，连用1～2年；或达那唑（炔睾酮）0.2g，口服，每日3次，疗程6个月以上。

2）重型再障可用免疫抑制剂。抗胸腺或淋巴细胞球蛋白（ATG/ALG）适用于急性重型再障。免疫抑制剂ATG/ALG一般为10～15mg（kg·d），免制剂为3～5mg（kg·d），用生理盐水稀释后，静脉缓慢输注，将液体输注时间控制在12～16小时，4～5日为一个疗程。环孢素A（CsA）适用于各型再障。

3）异基因造血干细胞移植是治疗急性重型再障的最佳方法。

（4）转诊指征：

1）疑似再障须转至上级医院进行详细检查，包括骨髓穿刺和活检，以明确诊断。

2）初诊疑为急性重型再障［发病急，症状重，网织红细胞$<1\%$，中性粒细胞（NAC）$<50\times10^9/L$，血小板$<20\times10^9/L$］须即刻转诊。

4．血友病的治疗。

（1）一般治疗，特别要强调三个避免，即避免创伤、避免手术和避免使用抗血小板药，如阿司匹林、双嘧达莫（潘生丁）、保泰松、抗炎松等，慎用华法林、肝素等抗凝药。

（2）对症治疗。

5．白血病的治疗。

（1）一般治疗：主要依靠大剂量的化疗药加骨髓移植或造血干细胞移植。防治感染、出血及纠正贫血是完成化疗的关键。防治感染包括预防感冒，保持口腔和皮肤清洁，让患者入住无菌病房，谢绝外人探视。感染一旦发生，立即给予强大的抗感染药物，必要时输注白细胞。出血多为血小板过少引起，应预防外伤，必要时可输注浓缩血小板（若出血由弥散性血管内凝血引起则按相应疾病处理）。贫血较严重者可输血或输红细胞。饮食要求高营养、易消化，必要时可给予静脉营养支持。

（2）化学治疗：治疗可选择适当方案。

（3）对症治疗：纠正贫血、防治感染。

（4）造血干细胞移植。

6. 免疫性溶血性贫血的治疗。

（1）一般治疗：注意休息，增加营养，黄疸明显者应多饮水，密切监测病情的变化。

（2）病因治疗：查明病因，针对原发病进行治疗，停用一切与溶血有关的药物。若继发于畸胎瘤，可手术切除。

（3）支持治疗：输洗涤红细胞悬液，若血小板$<2\times10^9/L$，应输血小板悬液，感染者应积极进行抗感染治疗。

（4）对症治疗。

7. 多发性骨髓瘤的治疗。

（1）一般治疗：加强隔离，有条件者住层流室治疗，加强护理，注意对口腔的护理，适当增加营养，减少含钙食品的摄入。增加蛋类、肉类及新鲜水果、蔬菜。

（2）对症治疗：感染时应加强抗感染治疗，必要时选用敏感抗生素，支持治疗可用丙种球蛋白静脉滴注。重度贫血时可输红细胞悬液，若并发粒细胞缺乏可用 GM-CSF 治疗。

（3）预防性治疗：注意防治病理性骨折、高尿酸血症、高钙血症、肾功能不全，禁用肾毒性药物。高黏滞血症必要时进行治疗性血浆置换。

（4）造血干细胞移植：常采用连续自体造血干细胞移植。高

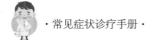

危患者可在第 2 次自体移植后 3 个月接受 4 个疗程化疗，以降低复发率。

（5）对局部病灶可放射治疗，可减轻骨骼疼痛。

（6）化疗、放疗、手术。

二十七、肥胖

肥胖是指一定程度的明显超重与脂肪层过厚，是体内脂肪，尤其是甘油三酯堆积过多而导致的一种状态。由于食物摄入过多或机体代谢改变而导致体内脂肪积聚过多，造成体重过度增长，并引起人体病理或生理改变。

【诊断思路】

1. 单纯性肥胖：无明确的病因，多为均匀性肥胖，腹部脂肪堆积较为明显，常有肥胖家族史，可伴有糖尿病、高血压、血脂紊乱、胰岛素抵抗等。

2. 继发性肥胖：具有明确导致肥胖的病因，如遗传、神经、内分泌、代谢异常等。

3. 下丘脑性肥胖：下丘脑的炎症、创伤、肿瘤或精神创伤等导致的下丘脑综合征，多有神经系统表现、体温调节异常、汗液分泌异常，并伴有内分泌功能异常。

4. 皮质醇增多症：又称库欣综合征，以向心性肥胖、满月脸、水牛背、多血质面容为特征表现。常有皮肤多毛、痤疮、女性男性化等，常伴高血压、糖代谢异常。

5. 甲状腺功能减退：临床多有怕冷、皮肤干燥粗糙呈姜黄色、表情淡漠、反应迟钝等，同时甲状腺激素水平低下，促甲状

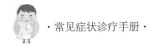

腺激素水平增高。

6. 多囊卵巢综合征：可伴有肥胖、多毛、胰岛素抵抗、月经不规律或闭经、不育，基础体温呈单相，长期不排卵，双侧卵巢增大。

【诊断标准】

1. 测量身体的肥胖程度和体内脂肪分布。

（1）体质指数（body mass index，BMI）：衡量身体的肥胖程度。

$$BMI（kg/m^2）＝体重（kg）/［身长（m）］^2$$

（2）理想体重（ideal body weight，IBW）：衡量身体的肥胖程度。

$$IBW（kg）＝身高（cm）－105$$

或：

$$［身高（cm）－100］×0.9（男性）或0.85（女性）$$

（3）腰/臀比（waist/hip ratio，W/H）：反映体内的脂肪分布。患者取直立位，腰围在腰部肋下缘与髂骨上缘间中点水平测量，臀围于耻骨联合水平测量臀部的最大周径。

（4）CT 或 MRI：估计或计算皮下脂肪的厚度或内脏脂肪量，是评估体内脂肪分布最准确的方法，但不作为常规检查项目。

（5）其他：身体密度测量法、生物电阻抗测量法、双能 X 线（DEXA）吸收法测定体脂总量等。

2. 诊断标准。

我国成人超重和肥胖界限建议（中国肥胖问题工作组2002）：我国成人 BMI 在 18.5～23.9 为正常范围，小于 18.5 为体重过低，达到或超过 24 为超重，达到或超过 28 为肥胖；男性腰围达到或超过 85cm、女性腰围达到或超过 80cm 为腹部脂肪积聚。

【处理原则】

强调预防重于治疗。结合患者的实际情况制订合理的减肥目标极为重要。体重过重和/（或）迅速下降但不能维持往往会使患者失去信心。治疗的两个主要环节是减少热量摄取及增加热量消耗，强调以行为、饮食、运动为主的综合治疗，必要时辅以药物或手术治疗。继发性肥胖症应针对病因进行治疗，各种并发症及伴随症状应给予相应的处理。

1. 行为治疗：通过宣传教育使患者及其家属对肥胖症及其危害性有正确的认识，从而配合治疗，采取健康的生活方式，改变饮食和运动习惯，自觉地长期坚持行为治疗是治疗肥胖症的首选措施，也是最重要的措施。单纯性肥胖应以改变生活方式为主要的治疗方法，通过饮食控制、减少热量摄入、加强体力活动等增加热量消耗，由神经因素引起者应予以心理治疗。

2. 饮食控制：控制进食总量，采用低热量、低脂肪饮食，避免摄入高糖类食物。对肥胖患者应制订能为之接受并长期坚持的饮食方案，使其体重逐渐减轻到适当水平，再继续维持。制订饮食方案必须个体化，使提供的热量达到一定程度的负平衡。热量过低患者难以坚持，而且可能引起衰弱、脱发、抑郁甚至心律失常，有一定的危险性。一般说的低热量饮食指 $62 \sim 83$kJ（$15 \sim 20$kcal）/（kg·d），极低热量饮食指 <62kJ（15kcal）/（kg·d）。极少的患者需要极低热量饮食，并且不能超过 12 周。饮食的合理构成极为重要，须采用混合的平衡饮食。

3. 体力活动和体育锻炼：二者应与饮食控制相结合并长期坚持，可以预防肥胖或使肥胖患者的体重减轻。运动方式和运动量应适合患者的具体情况，有心血管并发症和心肺功能不佳者须更加慎重。患者宜进行有氧运动，并且循序渐进。

4. 药物治疗：对严重肥胖患者可应用药物减轻体重，然后继续维持，但临床上对于如何更好地应用这类药物仍存在争议。

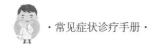

用药可能产生不良反应及耐药性，因此选择药物必须十分慎重，应根据患者的个体情况权衡可能获得的益处和潜在的危险，以做出决定。

国际肥胖特别工作组 2000 年关于亚太地区肥胖防治的指导意见：药物治疗只能作为饮食控制与运动治疗肥胖的辅助手段。有以下情况时可考虑药物治疗：①明显的饥饿感或食欲亢进导致体重增加；②存在相关疾病或危险因素，如葡萄糖耐量异常、血脂异常、高血压等；③存在肥胖相关性疾病，如严重的骨关节炎、睡眠阻塞性通气障碍、反流性食管炎等。以下情况不宜使用减肥药物：①儿童；②原先有过该类药物不良反应者；③孕妇及哺乳期；④正在服用其他选择性血清素再摄取抑制剂的患者。

目前获准在临床应用的减肥药物只有奥利司他（orlistat）和西布曲明，但仍需长期追踪及临床评估。奥利司他是胃肠道脂肪酶抑制剂，可使食物中脂肪的吸收减少 30%，促进能量负平衡，从而达到减肥的效果，推荐剂量为 120mg，每日 3 次，进餐时服药。该药不易被胃肠道吸收，可见轻度消化系统不良反应，如肠胃胀气、大便次数增多和脂肪便等。

西布曲明（sibutramine，β－苯乙胺）是中枢神经作用药物，可以抑制下丘脑对去甲肾上腺素和血清素的再摄取，减少进食，降低体重，还具有产热作用，可能与其间接刺激中枢交感传出神经及激活褐色脂肪组织中的 β_3 肾上腺素能受体，导致其中葡萄糖利用增高有关，剂量为 10～30mg，每日 1 次，早餐时服药。本药的不良反应包括食欲降低、便秘、口干、失眠、轻中度血压增高和心率增快等，需给予监测。有心血管并发症者慎用或不用。

5. 外科治疗：有空回肠短路手术、胆管胰腺短路手术、胃短路手术、胃成形术、迷走神经切断术及胃气囊术等可供选择。手术有效（指体重降低超过 20%）率可达 95%，死亡率低于 1%，不少患者可获得长期疗效，术前并发症可不同程度地得到改善或治愈。但手术可能造成吸收不良、贫血、管道狭窄等，且有一定的危险，仅适用于可能通过体重减轻而改善的重度肥胖及严重并发症患者。术前应对患者的全身情况进行充分评估，特别是血糖、血压和心肺功能等，并给予相应的监测和处理。

6. 肥胖症应以预防为主，使人们认识到其危险性而尽可能地使体重维持在正常范围内。预防肥胖症应从儿童时期开始。

【诊疗流程】

超重和肥胖的诊疗见图 27.1。

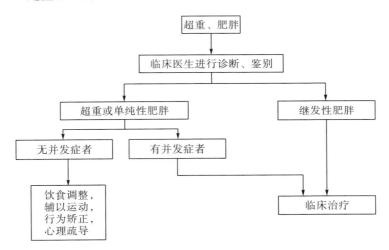

图 27.1　超重和肥胖的诊疗

二十八、消瘦

【概述】

消瘦是指人体因各种原因造成体重下降，较标准体重比重减少 10％ 及以上，或体重指数低于 18.5。临床表现为皮肤粗糙而缺乏弹性，皮下脂肪减少，肌肉萎缩，骨骼显露；或伴有水肿，精神萎靡，器官功能紊乱和免疫力下降；儿童可有生长停滞。就诊者常 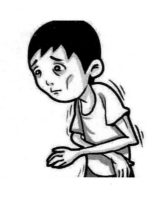因在一段时间内自觉体重下降，或被他人发现消瘦而就诊。评估患者是否存在消瘦，应考虑体重在 6～12 个月内是否在原有基础上下降 5％ 以上。消瘦常见于营养物质（糖类、蛋白质、脂肪）摄入不足、营养物质消耗增加、营养物质消化吸收障碍。多数器质性疾病均可引起消瘦，除营养不良外，最常见的原因是内分泌代谢性疾病，其次是慢性感染和恶性肿瘤。

【病因】

常见病因：体质性消瘦，常有家族遗传史或体质因素；神经系统疾病，如神经性厌食、延髓性麻痹和重症肌无力等；内分泌及代谢性疾病，如甲亢、糖尿病、垂体功能减退、嗜铬细胞瘤、慢性肾上腺皮质功能减退等；恶性肿瘤；慢性感染；结核病；血吸虫病或其他寄生虫病；艾滋病；口腔及咽部疾病；慢性消化道疾病、慢性胃肠疾病（消化道溃疡、胃泌素瘤、非特异性溃疡性结肠炎等）；慢性肝病（慢性肝炎、肝硬化等）；慢性胰腺疾病；精神心理疾病，如精神性厌食、抑郁症等。当患者以消瘦原因来就诊时，首先要仔细询问病史，了解消瘦的原因，先考虑有无非器质性因素。

【诊断思路】

1. 单纯性消瘦。

（1）体质性消瘦：主要为非渐进性消瘦，具有一定的遗传性。

（2）外源性消瘦：通常受饮食、生活习惯和心理等各方面因素的影响。食物摄入量不足、偏食、厌食、漏餐、生活不规律、缺乏锻炼，以及工作压力大、精神紧张和过度疲劳等心理因素均是导致外源性消瘦的原因。

2. 继发性消瘦。

（1）消化系统疾病：胃炎、胃及十二指肠溃疡等。

（2）代谢性疾病：甲亢、糖尿病、肾上腺皮质功能减退等。

（3）慢性消耗性疾病：肺结核、肝病、恶性肿瘤等。

（4）慢性感染、精神性厌食（神经性厌食）、重度创伤与烧伤。

（5）伴随症状：①食欲亢进常见于甲亢、糖尿病；②食欲减退见于全身严重感染、恶性肿瘤、慢性肾上腺皮质功能减退；③发热多见于感染性疾病或恶性肿瘤；④呕吐多见于消化道梗阻、贲门失迟缓症；⑤吞咽困难见于口、咽及食管疾病；⑥上腹部疼痛见于慢性胃炎、消化道溃疡、胃癌、慢性胰腺炎、胰腺癌、慢性胆囊炎；⑦下腹部疼痛可见于炎症性肠病、慢性痢疾、肠结核；⑧呕血见于消化性溃疡、胃癌等；⑨慢性腹泻见于炎症性肠病、肠结核、吸收不良综合征、甲状腺功能亢进、短肠综合征、肠易激综合征、肠功能紊乱；⑩低热、盗汗见于肺结核、艾滋病。

【诊断流程】

消瘦的诊断流程见图 28.1。

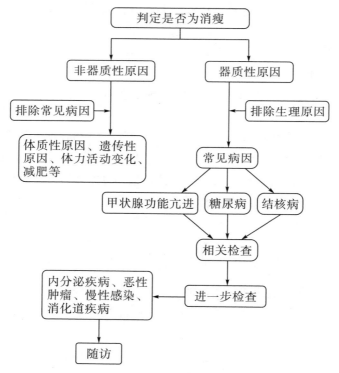

图 28.1　消瘦的诊断流程

【处理原则】

1. 一般治疗。

体质性消瘦无须特殊处理，可鼓励患者多运动、多进食。神经性厌食应积极进行心理治疗，并改善患者的营养状态，为营养不良者提供足够的碳水化合物、蛋白质、维生素、微量元素等。

2. 病因治疗。

针对各种消瘦的原因进行原发病的治疗。

二十九、关节痛

【概述】

关节痛多见于四肢关节，常累及关节周围组织，引起关节功能障碍。关节痛牵涉范围非常广泛，种类繁多，病因各异。临床表现为关节的红、肿、热、痛、功能障碍及畸形，严重者可导致残疾，影响患者的生活质量（图 29.1）。

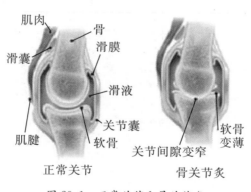

正常关节

肌肉
骨
滑膜
滑囊
滑液
关节囊
肌腱
软骨

骨关节炎

软骨变薄
关节间隙变窄

图 29.1 正常关节和骨关节炎

【诊断思路】

询问病史可为关节痛的诊断提供线索。应询问患者关节痛的发生发展过程、起病的急缓、疼痛的部位、疼痛与气候的关系以及疼痛有无昼夜差别等。体格检查可判断关节痛的性质和部位，需对患者全身的关节进行系统检查，先从颈椎开始，然后是胸椎及腰椎，之后是颌部、肩部、上肢、骨盆及下肢关节。

1. 判断关节痛是功能性还是器质性的。

（1）功能性关节痛。

1）关节痛的部位与范围不定，且时常变化；关节痛与患者的情绪密切相关，受刺激、情绪不佳时疼痛可发作或加剧，部分患者关节可出现暂时性强直现象，尤其是癔症患者。

2）除关节痛外，患者常有一系列的神经官能症表现，如头晕、头痛、失眠、多梦、易惊、心悸、焦虑、烦躁、四肢麻木等。

3）暗示治疗有效。

4）实验室检查及 X 线检查均无明显异常。

（2）器质性关节痛。

1）关节疼痛部位明确，红、肿、热、痛明显。

2）各种关节炎均有特征性的临床表现，继发性关节痛有原发病的特征性临床表现。

3）实验室检查及 X 线检查发现异常。

2. 确定关节痛的性质。

（1）韧带损伤：指关节周围的韧带损伤。膝关节韧带在膝关节微屈时稳定性相对较差。如果此时突然受到外力导致外翻或内翻，则有可能引起内侧或外侧副韧带损伤。患者会有明确的外伤史，膝关节疼痛、肿胀、瘀斑、活动受限。

（2）软骨损伤：主要是膝关节的半月板损伤。当膝关节微屈时，如果突然过度内旋伸膝或外旋伸膝，就有可能造成半月板撕裂。半月板损伤时会有明显的膝部撕裂感，随即关节疼痛、活动受限、走路跛行，关节活动时有弹响。

（3）关节滑膜炎：外伤或过度劳损等因素损伤关节滑膜后会

产生大量积液，使关节内压力增高，导致关节疼痛、肿胀、压痛，并有摩擦发涩的声响。比如膝关节主动极度伸直，尤其是做有一定阻力的伸膝运动时，髌骨下部的疼痛会加剧。在被动极度屈曲时，疼痛也会明显加重。

（4）自身免疫系统疾病：自身免疫系统疾病如红斑狼疮和牛皮癣等也可能导致关节出现肿痛。

（5）儿童生长痛：常见于处于生长期的儿童，以男孩多见，疼痛部位常位于膝关节、髋关节等。这是儿童生长发育过程中出现的一种正常的生理现象。

（6）外伤性关节痛：某种意外使肩、腕、膝、踝等部位的关节在没有发生骨折的情况下出现外伤（如软组织损伤、骨折脱位等），从而引起关节疼痛。

（7）化脓性关节炎：有全身其他部位感染的病史或局部外伤病史，疼痛的关节可有肿胀，部位较深者也可能不明显，但均有高热畏寒、关节疼痛、不能活动、白细胞计数增加等现象。

（8）骨性关节炎：骨关节炎的发病年龄大多在 40 岁以上。关节疼痛早晨较重，白天和夜晚减轻。关节部位的骨质增生和骨刺摩擦周围的组织，可引起关节的疼痛。

（9）骨质疏松症：老年妇女全身多个关节疼痛，感到特别无力，不能负重行走，在排除其他疾病后，可能为骨质疏松症。

（10）痛风性关节炎：痛风疼痛常见于拇指及第一跖趾关节（脚拇指外侧），关节局部红肿灼热，伴有血尿酸升高。患者由于食用海鲜和饮酒，进而诱发体内嘌呤代谢障碍。

（11）关节劳损：由于关节部位活动量相对较多，导致关节周围的肌肉等软组织出现劳损，进而引起疼痛，常见的有肩周炎、网球肘等。

（12）肿瘤引发的关节疼痛：关节局部发生肿瘤，也是造成关节疼痛的重要因素之一，多见于儿童和老年人。如果出现关节肿痛，疼痛感晚间比白天严重，服用止痛药物无效，则应到医院做进一步检查，排除关节肿瘤。

（13）强直性脊柱炎：多表现为脊柱、骶髂关节等中轴关节病变，病因尚不清楚，一般认为是遗传因素、环境因素相互作用所致。该病以男性多见，发病年龄多在 40 岁以前，严重者可导致脊柱和关节畸形而影响日常生活。

（14）类风湿性关节炎：该病常表现为小关节（手指关节、腕关节等）疼痛，且发病关节呈对称性。病变关节活动受到限制，有僵硬感，以早晨为重，故称晨僵。类风湿性关节炎患者80％年龄在 35～50 岁，老年人、幼儿亦可发病。病因与遗传、感染、环境、免疫系统存在复杂的关系。

【处理原则】

1. 一般治疗。

急性期、活动期关节炎以四肢休息为主，受累关节不宜过度活动，缓解期可做关节功能锻炼，维持肌肉张力，防止肌肉萎缩。对患者进行健康教育，使其积极治疗，树立信心，减轻痛苦，提高生活质量。痛风性关节炎患者应忌酒、多喝水，避免摄入高嘌呤食物。骨关节炎患者应控制体重，减少下肢关节负重，鼓励合理饮食，适当活动。

2. 对症治疗。

（1）创伤性关节痛：治疗主要是恢复韧带的正常力学功能，保持关节的稳定性。关节脱位者需采用闭合复位石膏固定，拆除固定材料后可开始关节屈伸活动。创伤性滑膜炎及关节血肿应给予制动，抽液加压包扎。

（2）急性化脓性关节炎：①早期大剂量联合抗生素治疗；②用石膏托固定患肢于功能位；③抽尽关节内的脓液后注射抗生素；④行关节切开排脓引流术，确保关节功能；⑤炎症消退后进行早期功能锻炼。

（3）类风湿性关节炎：①非甾体抗炎药，该类药物为治疗类风湿性关节炎的一线药物，如阿司匹林、美洛昔康、塞来昔布等。②慢作用抗风湿药（DMARDS），为治疗类风湿性关节炎的二线药物，此类药物起效时间较长，能控制类风湿性关节炎的病情进展，对早期（症状出现短于 3 个月）及已明确诊断为类风湿性关节炎的患者应尽早采用此类药物进行治疗。治疗的药物有抗疟药、金制剂、青霉胺、柳氮磺胺吡啶和雷公藤等。

（4）糖皮质激素为治疗类风湿性关节炎的三线药物，也是目前抗炎效果最强的药物，但不能阻断类风湿性关节炎的病情进展和关节破坏。

（5）风湿性关节炎：①抗风湿治疗，常用阿司匹林，成人 $3\sim4g/d$，儿童 $80\sim100mg \cdot kg^{-1} \cdot d^{-1}$，分 $3\sim4$ 次饭后服用，症状控制后剂量减半，总疗程为 $6\sim8$ 周，必要时可延长至 12 周或更长，也可选用吲哚美辛、双氯芬酸钠、洛索洛芬钠（乐松）、塞来昔布胶囊（西乐葆）等。②抗生素治疗，目前仍首选青霉素，$80\sim160$ 万 U，肌肉注射，$2\sim3$ 次/天，疗程 $10\sim14$ 天；或肌肉注射卞星青霉素 G 120U。对青霉素过敏或耐药的患者可选用红霉素 0.25g，4 次/天，或 $30mg \cdot kg^{-1} \cdot d^{-1}$，分 $3\sim4$ 次口服；有链球菌感染时，也可选用罗红霉素 150mg，2 次/天，疗程 10 天。阿奇霉素、林可霉素、头孢类或喹诺酮类抗菌药也可酌情选用。③激素治疗，泼尼松 $30\sim40mg$，口服，1 次/天，症状控制后递减剂量，每天 10mg。

（6）痛风性关节炎：①避免食用富含嘌呤的食物，如鱼虾、动物内脏等。多饮水，预防血尿酸水平升高及尿酸盐沉积。②常规治疗仍以西药为主，通常选用秋水仙碱、非甾体类抗炎药、苯溴马隆、丙磺舒、别嘌呤醇等。

三十、腰背痛

【概述】

腰背痛可能是急性的或慢性的、持续性的或间歇性的，可局限于背部，也可能沿脊柱或腿部放射。疼痛可因活动，例如弯腰、抬东西而加重，休息后减轻，或不受活动和休息的影响。

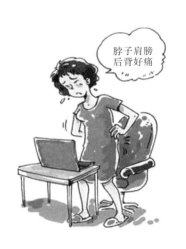

【诊断思路】

1. 外伤。

（1）急性损伤有腰椎骨折，韧带、肌肉、关节囊撕裂，急性椎间盘突出等。

（2）慢性损伤有韧带炎、肌肉劳损、脊柱骨关节增生和退变、脊柱滑脱等。

2. 炎性病变。

（1）感染性炎症可分为化脓性感染和特异性感染。化脓性感染多见于椎间隙感染、硬膜外脓肿、椎体骨髓炎，特异性感染多见于结核菌或伤寒菌对腰部及软组织的侵犯。

（2）非感染性炎症可见于寒冷、潮湿及变态反应引起的骨及软组织炎症，病理表现为骨膜、韧带、筋膜及肌纤维渗出、肿胀和变性。

3. 脊柱退行性改变。

脊柱退行性改变包括如椎间盘退变、小关节退变性骨关节炎、继发性椎管狭窄症、老年性骨质疏松症、假性滑脱及脊柱不稳定等。

4. 骨发育异常。

骨发育异常包括脊柱侧凸畸形、狭部不连性滑脱、驼背、腰椎骶化或骶椎腰化、下肢不等长、扁平足等。

5. 姿势不良。

长期伏案或弯腰工作。

6. 肿瘤。

肿瘤包括骨与软组织肿瘤、骨髓或神经肿瘤等。

7. 精神因素。

随着社会的发展及生活节奏的加快，生活压力增大，导致慢性疲劳综合征等。

【常见疾病】

1. 脊柱病变。

（1）椎间盘突出：以青壮年多见，以腰 4 骶 1 易发，常有搬重物或扭伤史，可突然或缓慢发病。主要表现为腰痛和坐骨神经痛，两者可单独或同时发生，咳嗽、喷嚏时疼痛加重，卧床休息后缓解，可有下肢麻木冷感或间歇跛行。

（2）增生性脊柱炎：又称退行性脊柱炎，多见于 50 岁以上的患者。晨起时感腰痛、酸胀僵直而活动不便，稍微活动腰部后疼痛好转，但过多活动后疼痛又加重。疼痛以傍晚时明显，平卧可缓解，疼痛不剧烈，敲打腰部有舒适感，腰椎无明显压痛。

（3）强直性脊柱炎：早期常表现为下腰背痛伴晨僵，夜间休息或久坐时疼痛感较重。一般持续时间大于 3 个月，常伴有骶髂关节疼痛，脊柱前屈、后伸、侧弯和转动受限，对非甾体抗炎药反应良好。

（4）结核性脊柱炎：是感染性脊椎炎中最常见的疾病，以腰椎最易受累，其次为胸椎。背部疼痛常为结核性脊椎炎的首发症状，疼痛局限于病变部位，呈隐痛、钝痛或酸痛，夜间明显，活动后加剧，伴有低热、盗汗、乏力、食欲缺乏。晚期可有脊柱畸形、冷脓肿及脊髓压迫症状。

（5）脊椎肿瘤：以转移性恶性肿瘤多见，如前列腺癌、甲状腺癌和乳腺癌等转移或多发性骨髓瘤累及脊椎，其表现为顽固性腰背痛，剧烈而持续，休息和使用药物均难以缓解，并有放射性神经根痛。

（6）化脓性脊柱炎：少见，常因败血症、外伤、腰椎手术、腰椎穿刺和椎间盘造影感染所致。患者感到剧烈腰背痛，有明显压痛，叩痛、伴畏寒、高热等全身中毒症状。

（7）外伤性脊柱骨折：多由高处坠落，足或臀部先着地所致。骨折部位有压痛和叩击痛，脊椎可能有后凸或侧凸畸形，并有活动障碍（此类多为急性疼痛）。

2. 脊柱旁软组织病变。

（1）腰肌劳损：常因腰扭伤治疗不彻底或累积性损伤，患者自觉腰骶酸痛、钝痛，休息时缓解，劳累后加重，特别是弯腰工作时疼痛明显，而伸腰或叩击腰部时疼痛可缓解。

（2）腰肌纤维组织炎：常因寒冷、潮湿、慢性劳损所致腰背部筋膜及肌肉组织水肿，纤维变性。患者大多感到腰背部弥漫性疼痛，以腰椎两旁肌肉及髂嵴方向为主．晨起时加重，活动数分钟后好转，但活动过多疼痛又加重，轻叩腰部感疼痛缓解。

3. 脊神经根病变。

（1）脊髓压迫症：见于椎间盘突出、椎管内原发性或转移性肿瘤、硬膜外脓肿等。主要表现为神经根激惹征。患者常感觉颈背部疼痛或腰痛，并沿一根或多根脊神经后根分布区放射，疼痛剧烈，呈烧灼样或绞痛，活动、咳嗽、打喷嚏时加重，有定位性疼痛，伴感觉障碍。

（2）腰骶神经炎：主要为下背部和腰骶部疼痛，并有僵直感，疼痛向臀部及下肢放射，腰骶部有明显压痛，严重时有节段性感觉障碍，下肢无力，肌萎缩，腱反射减退。

（3）急性脊髓炎：蛛网膜下腔出血刺激脊膜和脊神经后根时可引起剧烈的腰背痛。

4. 内脏疾病引起的腰背痛。

（1）泌尿系统疾病：泌尿系统结石、肾炎、肾盂肾炎、结核、肿瘤等。肾结石多为绞痛，叩痛剧烈；肾盂肾炎腰痛及肾区叩痛明显；肾肿瘤引起的腰痛多为钝痛或胀痛，有时呈绞痛。

（2）盆腔器官疾病：男性前列腺炎和前列腺癌常引起下腰骶部疼痛，伴有尿频尿急及排尿困难；女性慢性附件炎、宫颈炎、子宫脱垂和盆腔炎等可引起腰骶部疼痛，且伴有下腹坠胀感和盆腔压痛。

5. 消化系统疾病。

消化道器官的传入纤维与相应皮肤区的传入纤维进入相同的脊髓段，故内脏传入的疼痛感觉会刺激、兴奋皮肤区的传入纤维，引起感应性疼痛。胃、十二指肠溃疡后壁慢性穿孔时直接累及脊柱周围组织，引起腰背肌肉痉挛，出现疼痛，常与上腹部疼痛相伴。另外，急性胰腺炎时常有左侧腰背部放射痛。

6. 呼吸系统疾病。

胸膜炎、肺结核和肺癌等可引起后胸部及肩胛区疼痛，背痛的同时常伴有下腰部疼痛。

【处理原则】

1. 休息或活动。

首先决定患者是否需要休息。需要绝对休息者是腰椎间盘突出症、压缩性骨折或脊柱结核，需要休息和锻炼相结合者是骨质疏松症和骨软化症，尽可能少休息者是强直性脊柱炎。

2. 锻炼。

在剧烈的腰痛急性期过后，不论何种病因，均需要有一个恢复期和锻炼期以恢复功能。

腰背部疼痛患者的康复训练首先是加强腰、背、腹肌肌力训练。腰、背、腹肌强壮后，在站立、坐位或睡眠时均能保持良好的张力，维持脊柱良好的中立位。在运动时，保护及控制脊柱不超过正常的屈伸范围，增加脊柱的稳定性和灵活性，减少腰部软组织损伤的机会。

坚持日常腰、背、腹肌肌力锻炼是预防腰、背部疼痛及椎间盘突出的有效方法。

（1）动髋：仰卧，两腿伸直，将左足向足的方向猛伸，同时右腿向头的方向收缩，此时骨盆左低右高，双侧交替30～50次。

（2）蹬足：仰卧位，尽量屈髋屈膝，足背勾紧，然后足跟向斜上方蹬出，并同时将大腿小腿肌肉紧张收缩一下，再还原，先健侧，后患侧，10～20次。

（3）舰式运动：俯卧位，两腿伸直，两臂平放体侧，掌心向上，吸气的同时将头、躯干上部、两腿、双臂尽力抬起，屏气保持，以不勉强为限，吸气慢慢还原，反复6次。

（4）船式运动：仰卧位，两腿伸直，两臂平放体侧，掌心向下，吸气的同时将头、躯干上部、两腿、双臂抬起，头与趾同高，屏气尽力保持，以不勉强为限，呼气慢慢还原，反复6次。

（5）桥式运动：仰卧屈髋、屈膝，双足平放床面，吸气同时收腹、提肛、伸展膝关节，屏气保持5秒，呼气还原，反复6次。

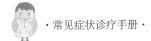

（6）伸腰：站立两脚与肩同宽，腰后伸，逐渐增大幅度，反复 6 次。

3．物理疗法。

物理疗法有超声疗法、穴位磁珠贴敷疗法。

4．药物疗法。

根据腰痛的性质适时选择应用止痛药或抗炎药。

5．外科手术。

患者病情需要时，可采取切除压迫神经组织的脱出椎间盘及脊柱融合术切除恶性或良性肿瘤等。

参考资料

[1] 曾昭耆，顾瑗. 基层医生临床手册［M］. 北京：人民军医出版社，2014.

[2] 岳桂华，嵇克刚，尹艳梅. 全科新医师手册［M］. 北京：化学工业出版社，2012.

[3] 龚涛. 头晕的诊断流程［J］. 中华全科医师杂志，2014，13（12）：961－964.

[4] 吉济华. 全科医师治疗指南［M］. 南京：江苏科学技术出版社，2012.

[5] 杜雪平，吴永浩，王和天. 全科医学科诊疗常规［M］. 北京：中国医药科技出版社，2013.

[6] 中华医学会，中华医学会杂志社，中华医学会全科医学分会，等. 咳嗽基层诊疗指南（2018 年）［J］. 中华全科医师杂志，2019，18（3）：207－219.

[7] Earwood J S，Thompson T D. Hemoptysis：evaluation and management［J］. Am Fam Physician，2015，91（4）：243－249.

[8] Cho Y J，Murgu S D，Colt H G. Bronchoscopy for bevacizumab-related hemoptysis［J］. Lung Cancer，2007，56（3）：465.

[9] 张占海. 家庭医疗保健处方百科：常见症状的诊断与治疗［M］. 北京：新世界出版社，2008.

［10］吉济华，吉宁飞，许振南．全科医生诊疗手册［M］．南京：江苏科学技术出版社，2011．

［11］岳进，岳桂华，李月中．全科新医师手册［M］．2版．北京：化学工业出版社，2017．

［12］John Murtagh．全科医学（第4版）［M］．梁万年，译．北京：人民军医出版社，2012．

［13］中国医师协会急诊医师分会．急性上消化道出血急诊诊治流程专家共识［J］．中国急救医学，2015，35（10）：865－873．

［14］韩菲，张晓岚．便血的诊断与初步处理［J］．临床荟萃，2017，32（11）：998－999．

［15］韩菲，张晓岚．便血的诊断与初步处理［J］．临床荟萃，2017（11）：84－85．

［16］Springhouse．症状与体征速诊手册［M］．胡大一，主译．北京：北京：科学技术出版社，2011．

［17］方力争．家庭医生临床诊疗手册［M］．北京：人民卫生出版社，2017．

［18］李振华．第15讲 尿频、尿急、尿痛［J］．中国医刊，2010（9）：86－88．

［19］Porter R S．默克患者症状手册［M］．王维治，王化冰，主译．北京：人民卫生出版社，2009．

［20］R．Douglas Collins．症状与体征诊断流程［M］．于涛，陈建，译．济南：山东科学技术出版社，2005．

［21］刘宁．膀胱功能训练改善尿频尿急［J］．江苏卫生保健：今日保健，2015（6）：29－29．

［22］李栋．尿频、尿急、尿痛伴发热的社区急症处理［J］．中国社区医师，2012，28（11）：11－12．

［23］冯建华．实用症状诊疗手册［M］．北京：人民军医出版社，2002．

［24］张芹，洪毅，王方永，等．脊髓损伤后神经源性逼尿肌过度活动的神经调节疗法［J］．中国康复理论与实践，2016，22（8）：892－895．

［25］刘凤奎，陈海平．血尿临床诊断思路［J］．中国临床医生杂志，2016，44（2）：22－25．

［26］方力争，贾建国. 全科医生手册［M］. 北京：人民卫生出版社，2012.

［27］刘红专. 发绀［J］. 社区医学杂志，2007，5（14）：16－17.

［28］曹春水，黄亮. 发绀［J］. 中国实用乡村医生杂志，2008，15（8）：17－18.

［29］钱素云，郑明琼. 发绀［J］. 中国循证儿科杂志，2008，3（21）：32－33.

［30］刘凤奎，罗意帆，王国兴. 消瘦的临床诊断思路［J］. 中国临床医生杂志，2017，45（12）：14－15.

［31］郭松，魏忠民，张克良，等. 关节痛的诊断和治疗［J］. 中国全科医学，2013（10）：71－74.

［32］何晓清，徐永清，朱跃良. 腰背痛流行病学进展［J］. 国际骨科学杂志，2008，29（2）：115－116.

［33］中国康复医学会脊柱脊髓专业委员会专家组. 中国急/慢性非特异性腰背痛诊疗专家共识［J］. 中国脊柱脊髓杂志，2016（12）：1134－1138.